U0230245

好方法帮孩子高效减肥

主编 张宇 唐芹

人民卫生出版社
·北京·

图书在版编目（CIP）数据

好方法　帮孩子高效减肥 / 张宇，唐芹主编. -- 北京：人民卫生出版社，2022.8

ISBN 978-7-117-33417-4

Ⅰ. ①好… Ⅱ. ①张… ②唐… Ⅲ. ①减肥 – 青少年读物 Ⅳ. ① R161.49

中国版本图书馆 CIP 数据核字（2022）第 139189 号

人卫智网	www.ipmph.com	医学教育、学术、考试、健康，购书智慧智能综合服务平台
人卫官网	www.pmph.com	人卫官方资讯发布平台

好方法　帮孩子高效减肥
Haofangfa　Bang Haizi Gaoxiao Jianfei

主　　编：张　宇　唐　芹
出版发行：人民卫生出版社（中继线 010-59780011）
地　　址：北京市朝阳区潘家园南里 19 号
邮　　编：100021
E - mail：pmph @ pmph.com
购书热线：010-59787592　010-59787584　010-65264830
印　　刷：北京顶佳世纪印刷有限公司
经　　销：新华书店
开　　本：710 × 1000　1/16　印张：13
字　　数：180 千字
版　　次：2022 年 8 月第 1 版
印　　次：2022 年 9 月第 1 次印刷
标准书号：ISBN 978-7-117-33417-4
定　　价：69.00 元

打击盗版举报电话：010-59787491　E-mail：WQ @ pmph.com
质量问题联系电话：010-59787234　E-mail：zhiliang @ pmph.com
数字融合服务电话：4001118166　E-mail：zengzhi @ pmph.com

主编简介

张 宇

营养学博士、研究员

中国科技新闻学会健康传播专委会理事

中国学生营养与健康促进会学生健康教育分会委员

长期从事营养相关的研究和科普工作,央视《健康之路》栏目营养专家。多年来致力于儿童肥胖的科普教育工作,在包括北京市育才学校等国内数十所学校开展肥胖相关讲座,受到广泛好评。

唐 芹

中华医学会资深研究员　国家首批健康科普专家库专家

工作涉及临床医学、预防医学、公共卫生、健康教育、社会医学、人才培养、科普理论研究、重大疾病防治等多个领域,在医学科学技术研究与普及、重大疾病防控等方面具有丰富的经验。三次获得国家科技进步奖。主编或参与编写图书数十部。被中宣部、科技部、中国科协三部委联合授予全国优秀科普工作者终身荣誉称号。

前言

自古以来，民以食为天。饮食不仅意味着生存，更与健康息息相关。在食不果腹的年代，我们希望一日三餐带来的是温饱，现如今肥胖、超重问题不仅困扰成人，我们的孩子也受其困扰。

如何控制体重，达到既营养充足，又有一个匀称的身材，是每一位当家长的愿望，尤其是那些家有胖娃，却苦于无计可施的人。作为一名营养学博士，也是有着两个娃的奶爸，这些问题我看得更加清楚。二十载的科研学习与工作，让我掌握了很多家长不知道的知识。十余年的科普经历，更是让我了解了家长们最需要什么。深谙用什么样的沟通方式，让每一位读者明白如何去做。

肥胖带来的后果是可怕的，尤其是发生在孩子身上，因为那将是他们一辈子的负担。但是，不正确的减肥方法是更恐怖的，因为一味盲目的，变本加厉地给孩子施压，会加速他们身体垮掉，带来不可逆转的后果。这样的案例我就见证过，一位家长为了让女儿能减得快，靠饥饿和高强度的运动，最后体重确实降下来了，但最终的结局是孩子不仅抑郁了，还患上了厌食症。这样的悲剧本不该发生，每一位家长都是爱护孩子的，无论初衷是多么的好，如果方法是错的，那结果就不会好到哪里去。

我曾经帮过很多人，尤其是胖孩子成功减肥。让我感到欣慰的是他们不仅瘦下来了，而且非常健康，并没有因为减肥而产生新的问题。作为一名营养学工作者、一名奶爸，我深知为父母者是多么的不易，所以更希望能帮助更多的人。我找到了十余位各领域专家，说出了我的想法，大家一起编纂了这本书。目的只有一个，就是帮助正处于迷茫的你们重拾帮孩子减肥的信心，用科学的方法，让我们的孩子健康地瘦下来。

张宇

2022 年 7 月

目 录

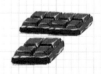

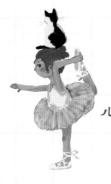

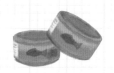

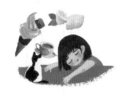

只有睡得好，才能身体好

减肥，快乐一家人

减肥食谱有诀窍

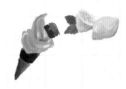

我的超级减肥计划

注意！远离减肥这些"坑"

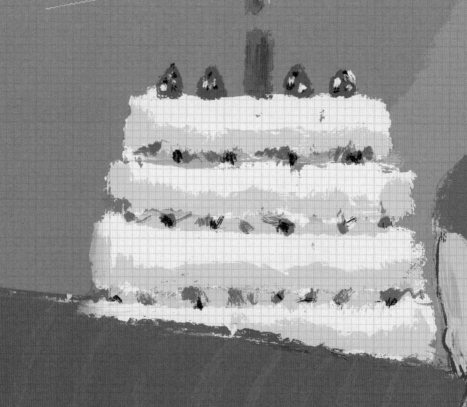

家有胖娃的烦恼

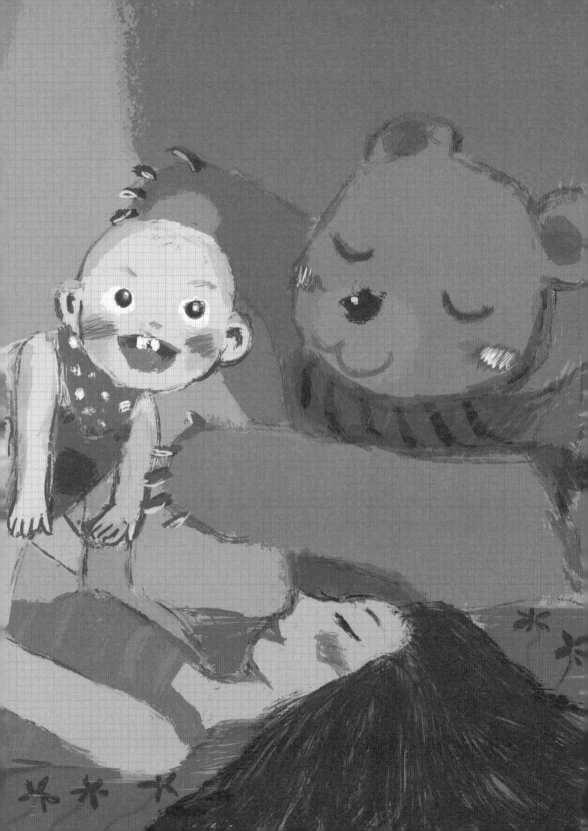

为什么传统观念中会喜欢胖娃娃

一提起胖娃娃,我们的第一印象就是白白胖胖、手持莲子的年画娃娃。对于长辈来说,他们对子孙最大的愿望应该就是希望他们像年画娃娃一样白白胖胖的。为什么人人都喜欢这样的胖娃娃呢?

早在 2000 多年前,人们便开始张贴对联以及年画来表达一些美好的愿望。年画娃娃带着人们对于阖家欢乐、早生贵子、人丁兴旺,以及夫妻和睦的美好愿望。人们认为白白胖胖的年画娃娃带来的是福气,是美满生活的象征。

近代,在中国人民饱受饥寒之苦的岁月里,中国的儿童因为经济不发达、物资匮乏等原因,表现的是一种集体营养不良。这些营养不良的儿童有着相同的外在形态——皮肤干燥起皱、头发枯黄、消瘦等,而以年画娃娃为代表的胖娃娃则成为人们对于美好生活的向往。研究发现,由长辈养育的孩子,超重或肥胖的概率更大,甚至超过其他方式养育的孩子两倍以上。胖娃娃对于祖辈来说,代表着经济富足、物质优越,孩子的身体健康。

我们还可以从胖娃娃自身的特点说起。对于孩子而言,从新生儿到 2 岁前,宝宝们的身材比例大多为四头身。与成年人的七头身比例不同,四头身在视觉效果上会给人一种可爱的感觉。此时,如果再加上圆滚滚的小肚子,一节一节莲藕样的胳膊,肉嘟嘟的小脸蛋,更会增加视觉上的可爱感,惹人怜爱。

胎儿时期脑部发育较早,而咀嚼器官和呼吸器官发育不充分,所以脑颅要远远大于面颅。面颅较小使得宝宝的五官较为紧凑,再加上肉嘟嘟的小脸蛋,会自发形成一种萌态。这也是大多数人在街上看到胖乎乎的小朋友时,会自发地产生一种怜爱与疼惜之情,以及想要前去逗他们的原因。

　　胖娃娃虽然可爱,但是我们更要注重孩子的健康问题。传统的观念是胖娃娃才健康,很多家长不能把握好孩子的营养状况,一不小心就将孩子推向了超重或者肥胖的道路,却不自知。而超重或肥胖带给孩子的危害巨大,所以在这个物资充足的时代,科学喂养比一味地追求胖更为重要。

国内胖娃娃现况

　　说起胖娃娃,在 20 世纪 80 年代的中国还很少见,比例也就不足百分之一。如若谁家养出个胖娃娃,那绝对是件稀罕事,也侧面上反映出这家条件很优越。现如今就大不相同了,无论是在学校里,还是在大街上,尤其是快餐店里,几乎到处都能看到小胖孩们的身影,仿佛一时间祖国的花朵们都被充了气。

　　根据 2012 年全国营养调查数据显示,从 2002 年到 2012 年儿童和青少年超重率已从 4.5% 上升到 9.6%,肥胖率已从 2.1% 上升到了 6.4%,这就意味着每 100 个孩子里就有 16 个咱们说的胖娃娃,现在你该看懂了吧。2017 年,北京大学和中国营养学会联合发布的《中国儿童肥胖报告》指出,"我国儿童肥胖率不断攀升,0 ~ 7 岁肥胖儿童估测有 476 万,7 岁以上学龄儿童超重、肥胖人数达 3496 万,加起来近 4000 万。预计到 2030 年,超重、肥胖的儿童数量将增至近 5000 万人"。

　　俗话说,没有比较就没有伤害,再来看看更直观、更吓人的数据。众所周知,欧美国家的儿童肥胖是很严重的,究竟严重到什么程度呢? 数据表明,从 1976 年到 2004 年,美国 3 ~ 19 岁儿童青少年的肥胖率就从 5% 急剧上升到了 16.6%,到 2012 年更是上升至 17.5%,整整翻了 3 倍还多。加拿大儿童的肥胖率也是从 1981 年的 5% 上升到了 2013 年的 13%。

虽然，从肥胖率数字来看，我国儿童肥胖水平同欧美国家还有一些距离，但是我们国家人口基数大、增长速度快，尤其是部分大城市儿童肥胖水平已经出现了与欧美国家持平，甚至是有了赶超的趋势。以上海地区为例，截至 2014 年，儿童肥胖率已接近 10%，超重率更是高达 15%。

为什么会造成这种局面呢？归根到底还是从 20 世纪 90 年代以后，居民的生活水平提升了，饮食结构也从以碳水化合物为主的主食模式逐步转变为以高脂肪为主的肉类模式，而这恰恰就是欧美国家的饮食模式。70 后和 80 后儿时的吃不饱早已成为历史，90 后和 00 后的幸福感恐怕也是难以匹敌现在的孩子。零食、饮料唾手可得，快餐、外卖无时无刻，高脂肪、高能量的膳食，再加上少得可怜的运动消耗，最终造就出一个个胖娃娃。

从这个层面上来讲，我们是在走欧美国家胖娃养成的老路。往大了说，胖娃越多，未来的医疗负担就会越重。往小了说，胖娃再胖也都是自家的宝贝疙瘩，正因如此才要为他的健康、为他的未来着想，毕竟胖真的不是一件幸福的事。

胖娃娃一定要瘦身吗

孩子白白胖胖的才叫健康，这是一个很悲哀也很可怕的育儿误区。

近年来，儿童和青少年人群肥胖率增势迅猛，正在成为儿童和青少年中重要的流行病。从 1985 年到 2014 年，中国儿童的肥胖率增加了 13 倍。这些胖娃娃虽然可爱，却并不那么开心。过多的脂肪让他们在体育课上遇到了不少麻烦，行动不灵活，成为同学们取笑的对象，容易被人取外号，甚至因此产生自卑心理。还容易患上成人病，如糖尿病、高血压、高脂血症、肾病等。胖娃娃的免疫系统受到抑制，更容易感染呼吸道疾病。

胖娃娃面临着比成年人更为严重的健康问题,除埋下了易患疾病的隐患外,肥胖儿童的脂肪若在脑组织积累过多,将影响神经网络的发育,使智力水平降低、脑反应不敏捷、行动迟缓,生长激素水平和心肺功能降低、肢体行动困难,且易产生社会心理障碍。

肥胖儿童体内蓄积的过量脂肪还会侵蚀垂体,使垂体后叶脂肪化,阻碍促性腺激素和生长激素生成,从而严重危害儿童和青少年的生长发育。肥胖男孩儿易出现前列腺发育迟缓、睾丸萎缩,形成小睾丸、小阴茎,使生殖器发育停留在儿童期,成年后势必出现性功能障碍,严重者无法生育。肥胖女孩儿往往月经初潮提前发生,成年后易出现排卵障碍、卵泡发育不良、雌激素和孕激素大幅度降低乃至消失,从而导致不孕。

肥胖扼杀孩子的健康,危害心智健康、影响智力发育和思维及动手能力。肥胖儿童更容易出现社交问题,与他人疏远,自尊心低下、焦虑、抑郁。其中,肥胖女孩儿出现上述问题的风险较肥胖男孩儿更大。

研究还发现,儿童时期超重或肥胖,成年后继续超重或肥胖的可能性高达 75%。而且胖得越早,青春期结束时脂肪储备越多,成年后接着胖,并受到肥胖相关疾病侵袭的概率也越高。那些童年被吐槽太瘦、不够可爱的娃娃们,长大后发福的概率则只有 10%。

现在的儿童和青少年肥胖现象越来越严重,很多家长都面临着一个两难的局面:一方面知道肥胖不好,可能会对孩子造成一些负面影响,另一方面又担心减肥会影响孩子的正常发育,对他们的成长不利。儿童和青少年时期正是生长发育的重要阶段,如果得不到充足的营养就有可能会导致个子长不高等发育不良的情况。而减肥正是要对饮食进行限制,减少他们的食物摄入,很容易导致营养不足。所以,许多人都不建议儿童和青少年减肥,但这些都是在肥胖没有对健康造成影响的前提下。鉴于肥胖可能会给儿童和青少年造成严重身心伤害，在肥胖已经严重威胁到健康的情况下，减肥应该成为一件必须要做的事。

减肥为啥要从娃娃开始

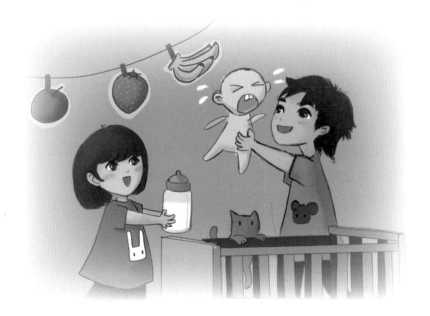

如今，肥胖问题幼龄化趋势愈发严重，许多家长对这个问题不够重视，或者认为这是孩子生长发育的正常状态，从而既不督促其运动，也丝毫不限制其进食量，导致肥胖以及一定程度的身体和心理疾病一直伴随着孩子的成长。随着年龄的增长，肥胖儿童的体型大多也一并继续横向发展，由一个小胖子变成了一个大胖子。当他们意识到该减肥的时候，总比正常体型的人减得更加困难、更加缓慢，甚至总是减肥失败。

为什么小时候是胖子，长大之后更难以减肥，最后还是胖子呢？其实，小时候的肥胖是有生理因素的。我们首先得知道脂肪是怎么增多的。

脂肪增多有两种形式：一是脂肪细胞数量增多；二是脂肪细胞体积增大。大量研究证明，人的脂肪细胞数量主要在成年以前增加，并且不是匀速增长的。

脂肪细胞数量第 1 次高速增加是在 1 岁左右，到 2 岁左右就慢下来。并且由于年龄越小，细胞增殖能力越强，可以说这也是脂肪细胞增加最快的一次。

第 2 次是在 4 ~ 7 岁，叫做脂肪重聚阶段。

脂肪细胞数增多的最后一个时期，是青春期。

所以，未成年人的脂肪细胞数量可以比同龄人多，甚至能多出 1 倍。但是，一朝成年，脂肪细胞的数量就基本不变了。在这之后，不管身体脂肪再增加还是减少，变化的都主要是脂肪细胞的体积。小时候肥胖的人脂肪细胞更多，因此他们减肥要难一些。

此外，现代医学研究认为，孩子小时候养成"来食不拒，好吃喜喝"的不良饮食习惯，长大了也容易有食物成瘾性，形成贪吃、好吃、少动的生活习惯。很多孩子一胖胖终身，就是因为儿童和青少年时期不重视肥胖、不减肥，不良的生活方式已经形成，等出现肥胖并发症时，已经很难改变、追悔莫及。因此，减肥要从娃娃开始。

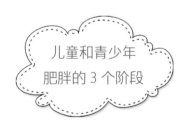

儿童和青少年
肥胖的 3 个阶段

刚出生 1 个月（一般是巨大儿，即新生儿出生后 1 小时内体重等于或大于 4000 克），成年后肥胖的概率为 14%。

3 ～ 7 岁(脂肪细胞数量增长),该阶段出现超重肥胖成年后肥胖的概率为 41%。

12 ～ 14 岁(脂肪细胞数量增长、体积增大),该阶段出现超重肥胖成年后肥胖的概率为 70%。

之前,我们提到儿童和青少年肥胖的诸多害处,比如影响身体发育、心理健康等,现在又加了一条,即减肥困难。

从小避免肥胖,有助于确立终生的健康脂肪细胞数量,长大后减肥也相对容易。而且,从小养成良好的生活习惯,有助于成年后保持健康体重,避免肥胖的发生。所以,减肥要从小就开始! 如果您家孩子是小胖墩,请在 14 岁前抓紧减肥,从小肥胖的孩子,过了 14 岁,减肥会更加不易。家长们要格外留意处在儿童期和青春期的孩子们,如果他们已经肥胖,或者有发胖的迹象,要开始对他们执行减肥计划了。

减肥会对孩子身体和发育产生影响吗

有许多的家长会问,我的孩子正在长身体的阶段,减肥会不会影响孩子的生长发育,我的孩子会不会长不高?

对于这个问题,我们首先要明确的是孩子是否需要减肥?

人体的身体质量指数,BMI= 体重(千克)÷ 身高的平方(米^2),表示一定身高的相应体重增长范围。儿童的 BMI 随年龄而变化,需要根据不同年龄和性别制订相应的 BMI 参照标准。BMI 对判断 ≥ 2 岁的儿童超重肥胖优于身高的体重标准。根据儿童的 BMI 标准对照表以及身高的体重标准即可初步判断孩子是否需要减肥。世界卫生组织(WHO)常用 BMI/ 年龄 ≥ 95%

位点来诊断肥胖,85% 位点 < BMI/ 年龄 < 95% 位点来诊断超重。如果孩子 BMI/ 年龄 ≤ 85% 位点,那么减肥并不是必要的。

其实影响孩子生长发育有两大因素。第一是遗传因素,第二则是环境因素。遗传因素是后天无法改变的,而环境因素中最重要的便是营养。孩子正常的生长发育需要充足与比例恰当的营养素供给。但是对于超重或肥胖的儿童来说,他们长期的能量摄入超过了自身的代谢需要,最后导致了体内脂肪的聚积。过多的脂肪堆积会导致各种各样的并发症出现,例如高血压、冠心病、肥胖低通气综合征,男孩还会因为脂肪的堆积而被认为外生殖器发育不良。过多的脂肪堆积会抑制生长激素的分泌,最后可能会使生长潜能受损。所以,对于超重或者肥胖的儿童,减肥是必要的。

让我们回到一开始的问题:减肥会对生长发育产生影响吗? 我们需要明确的是减肥并不是过分限制能量的摄入,而是在满足日常所需能量代谢的基础上减少额外的能量摄入。如果过分限制能量摄入,不能满足孩子的基础营养与能量的需求,那么对于处于生长发育阶段的孩子而言,就会对其生长发育产生极大的影响。而对于超重和肥胖的孩子而言,健康的减肥可以减少额外的能量摄入,减少脂肪的堆积,从而可以减少并发症的发生,甚至有益于孩子的生长发育。

综上,如果您的孩子已经处于超重或肥胖阶段,请予以重视并且开始健康地减肥。

我们眼中的胖，
其实也不一样

如何科学评估孩子是否肥胖

如何去评估孩子是否肥胖？是看体型还是看体重？单纯从以上任何一方面评估其实都不科学。

首先，单凭肉眼看体型来评估误差很大。从体型上无法判断皮下脂肪和内脏脂肪，而脂肪恰恰是健康的最大威胁。有些人看起来很瘦小，但其实内脏脂肪或血管脂肪并不少，这样的人也可能评估为肥胖。

其次，用体重评估也不精准。体重是一个反映重量的指标，受多方面因素影响。最直接的因素就是身高、性别、骨骼大小和肌肉的比例。例如，同样是 50 千克体重，身高 1.5 米的女孩和身高 1.7 米的男孩，可是截然不同的。

所以，要想科学评估孩子是否肥胖，需要将年龄、性别、身高、体重这些因素都考虑进去综合评判。

目前，最权威的肥胖评价方法依然是双能 X 射线吸收法，但是由于这个方法存在一定的放射性，所以并不适用于常规的判定。况且，生活中使用最简便的方法即可。

对于家庭评价而言，最简便的方法主要包括两大类。一类是当前测量点评价，另一类则是绘制生长发育曲线评价，而前者的应用最多。

所谓当前测量点评价，其实就是利用现有的数据，评价当前孩子的状态。最常用的方法有身体质量指数（BMI）法和标准差评分。

其中 BMI 是最常见，也是最简便的方法。它综合考虑到了年龄、体重和身高的影响，计算公式如下。

$$BMI= 体重（千克）\div 身高的平方（米^2）$$

11

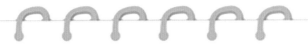

中国 7 ～ 19 岁男女年龄组别
BMI 筛查超重肥胖界值点（千克／米²）

年龄（岁）	男生		女生	
	超重	肥胖	超重	肥胖
7 ～	17.4	19.2	17.2	18.9
8 ～	18.1	20.3	18.1	19.9
9 ～	18.9	21.4	19.0	21.0
10 ～	19.6	22.5	20.0	22.1
11 ～	20.3	23.6	21.1	23.3
12 ～	21.0	24.7	21.9	24.5
13 ～	21.9	25.7	22.6	25.6
14 ～	22.6	26.4	23.0	26.3
15 ～	23.1	26.9	23.4	26.9
16 ～	23.5	27.4	23.8	27.4
17 ～	23.8	27.8	23.8	27.7
18 ～	24.0	28.0	24.0	28.0

注：来源于 2003 年中国肥胖问题工作组推荐的分年龄性别的 BMI 超重肥胖判定标准。

　　另一种是标准差评分。即用孩子的体重和标准体重进行比较，观察其差值与标准差别之间的情况，Z 值越大代表差距大，反之则代表与标准差距小。Z 值也有正负，正值代表偏胖，负值代表偏瘦。

$$Z = \frac{X-Md}{S}$$

　　利用上述两种方法获取的不同年龄段孩子的体重标准值，可以在附录 A 中查询到，是不是很方便？

如果你依然觉得不够直观，那就传授给你一个更加简便的估算方法，它是通过标准差评分演变而来的。

1～6岁：标准体重（千克）= 年龄（岁）×2 + 8

7～12岁：标准体重（千克）= [年龄（岁）×7-5]/2

如果你的孩子体重在标准体重的90% ～ 110% 这个范围内就算正常。但如果是超过标准体重的20% 和50% 就算是轻度肥胖和重度肥胖了。反过来说，如果你的孩子体重低于标准体重的15% 和25% 则算是轻度消瘦和重度消瘦。

还有一个方法是绘制生长发育曲线评价。

其实就是把身高、体重、BMI 的变化绘制成曲线，通过曲线的变化来观察孩子生长发育的趋势。

这种方法可以显示孩子持续的健康成长，也可以显示孩子生长发育过程中的问题，或出现问题的风险，这些有助于我们在早期发现和处理孩子生长发育的相关问题。唯一的不足就是比较耗时，如果你有足够的耐心，不妨试一下，真的很好用。

胖也是分种类的

在生活中，你多看几个肥胖的孩子，就会发现胖孩子的模样也各有不同。有的胖孩子四肢比较粗大，肚子不是很明显；有的胖孩子肚子大，腿却比较细。

不同类型的肥胖对孩子的健康影响存在差异，不同类型的肥胖人群减肥的方法也会不一样,所以认识肥胖的种类很重要。

按照导致肥胖的原因分类,肥胖可分为两大类,单纯性肥胖和继发性肥胖。

单纯性肥胖又称生理性肥胖,指单纯由遗传因素及生活行为因素(高热量的食物摄入过多,活动量少)所造成的肥胖,这类肥胖占绝大多数。

继发性肥胖约占肥胖的 1%,继发二字顾名思义就是继而发生的意思,是指由于其他明确诊断的疾病所致的肥胖,如下丘脑、垂体炎症,库欣综合征,甲状腺功能减退症,多囊卵巢综合征等,还有一些肥胖可因治疗的药物导致。这类肥胖患者的减肥方法,应该先控制好原发病。

脂肪的分布与人体内分泌和代谢有较强的相关性,因此,还可以根据脂肪积聚部位的不同将肥胖分为周围性肥胖(亦称全身性肥胖、均匀性肥胖)或向心性肥胖(亦称腹型肥胖、内脏性肥胖)。

周围性肥胖患者脂肪主要积聚在四肢及皮下,下半身脂肪较多,我们也形象地称为梨形肥胖,女性多见。

向心性肥胖患者脂肪以聚集在躯干部和腹内为主,内脏脂肪增加,腰部变粗,四肢相对较细,外形似苹果,我们也形象地称为苹果形肥胖,此类肥胖患者更易患糖尿病等代谢综合征,男性多见。

奶胖是真胖吗

不少母乳喂养的宝宝长得很胖,摸上去肉乎乎的,十分讨人喜欢。但妈妈却感到有点儿担心,宝宝长得胖以后会不会变成小胖墩呢?是不是要让宝宝少吃一点儿母乳？宝宝奶胖到底好不好？奶胖是真胖吗？

奶胖，说的是纯母乳喂养的婴儿在添加辅食之前出现的身体肥胖情况。母乳是满足婴儿生理和心理发育的天然最好食物，宝宝出生后，宝妈一直坚持母乳喂养，宝宝变胖是正常现象，说明宝妈奶水好，宝宝吸收也好。宝宝奶胖的原因有以下几个方面。

一些新手宝妈没有经验，不能很好地分辨宝宝哭的原因。有时会以为孩子哭了就是饿了，于是选择用喂奶的方式进行安抚，出现过度喂养。实际上宝宝哭的原因有很多，不一定是因为饿，比如室温过热、宝宝衣服不合适、需要更换纸尿裤等，频繁喂奶无形中让宝宝摄入了很多不必要的热量。

睡得多，活动少。宝宝在6个月之前，每天大部分时间是睡觉，然后就是喝奶，会做的动作少，最多只能抬头、翻身、动动手脚，多数时间还是躺着或者被抱着，糖与脂肪消耗得慢，宝宝摄入的大部分奶水都被吸收转化为自己的脂肪，宝宝也就养胖了。

睡眠不足对孩子长胖也有影响。夜间睡眠缺乏会扰乱宝宝各种激素的正常分泌，使得身体内分泌和代谢出现问题，而代谢紊乱的后果之一就是肥胖。如果宝宝晚上睡得不好，也是有可能长胖的。

对待奶胖，正确的态度应当是：不过分担心，也不掉以轻心。通常而言，宝宝不会一直这样胖乎乎的，奶胖多发生在新生儿期间，等到添加辅食或断奶后，奶胖的情况就会逐渐消失。在一般情况下，添加辅食后，由于母乳喂养频率相对减少，辅食的脂肪含量较母乳还是有差距的，所以宝宝每天摄入的脂肪含量没有以前高，身上的脂肪也会慢慢减少，这时能看出宝宝的脖子了，不再觉得宝宝臃肿没脖子，宝宝的尖下巴也日渐显露，也就是大部分人说的长开了。对于奶胖，大家无须感到担心，宝宝也无须减肥。但如果添加辅食后，宝宝依旧很胖，超出标准体重20%以上，就要注意了！这有可能是婴儿肥胖。

奶胖和婴儿肥胖都是胖,但并不是同一个概念。奶胖会随着年龄的增长而消失,对身体也不会有什么伤害。相反,婴儿肥胖会影响宝宝健康。虽然宝宝奶胖问题不大,但是预防奶胖发展成为婴儿肥胖还是有必要的。

不同肥胖对健康有哪些影响

儿童期肥胖不仅会对身体发育造成严重影响,而且还将增加成年后肥胖相关慢性疾病的发病风险。

肥胖对儿童健康的影响随着体重的增加而逐渐加剧:超重、肥胖的儿童发生高血压的风险分别是正常体重儿童的 3.3 倍、3.9 倍;发生高甘油三酯血症的风险分别是正常体重儿童的 2.6 倍和 4.4 倍;发生高密度脂蛋白胆固醇偏低的风险分别是正常体重儿童的 3.2 倍和 5.8 倍。肥胖儿童成年后发生糖尿病的风险是正常体重儿童的 2.7 倍,儿童期至成年期持续肥胖的人群发生糖尿病的风险是体重持续正常人群的 4.3 倍。儿童代谢综合征患病率也在正常体重儿童、超重儿童及肥胖儿童中呈现逐渐升高趋势,儿童期至成年期持续肥胖的人群发生代谢综合征的风险是体重持续正常人群的 9.5 倍。除此以外,肥胖还会影响儿童青春期发育,危害呼吸系统及骨骼,对心理、行为、认知及智力产生不良影响,并诱发非酒精性脂肪性肝病、癌症等。

不同肥胖程度对儿童健康的影响不同,不同肥胖类型对健康的影响也存在差异。

其中向心性肥胖是由于内脏器官周围堆积脂肪。当肝、胰、胃、肠道等器官周围和内部,过多的内脏脂肪进入消化系统时,会对肝脏等器官造成损害，引发脂肪肝，还会扰乱新陈代谢，引发糖尿病等疾病。不仅如此，内脏脂肪还会导致体内毒素难以正常排出，从而产生多种有害化学物质，引发心脏病；内脏脂肪还会增加患心血管疾病的概率，导致动脉炎症等。此外，腹部脂肪的增多会增加腹腔压力，使膈肌上抬进而降低肺活量，从而导致肥胖儿童呼吸急促，容易造成缺氧，活动耐力下降，免疫力受损等。

周围性肥胖者体内脂肪沉积基本上呈全身匀称性分布，脂肪主要堆积在皮下，对健康的危害相对要少，更多的是影响儿童的形体美，导致儿童看上去臃肿、不太美观。

复合型肥胖则兼具有向心型肥胖和周围型肥胖的特点，对健康的损害方面虽不及单独任意一种，但是却仍有较大的影响。

脂肪分布部位与罹患心血管代谢疾病的危险因素关系密切，因此，越来越多的研究开始关注儿童向心性肥胖。体重在年龄段标准范围内的学龄儿童中存在一定比例的向心性肥胖儿童，而这部分儿童在以 BMI 为基础进行肥胖筛检的健康体检中常被遗漏。有研究显示，肥胖相关代谢异常罹患率在不同类型肥胖儿童中存在差异，并且复合型肥胖儿童心血管代谢异常罹患率高于周围性肥胖儿童和向心性肥胖儿童。

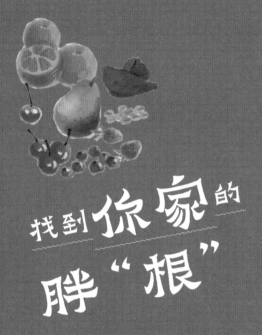

找到你家的胖"根"

家里胖子多也"传染"

在生活中,我们留意一下可能会发现,家人的肥胖具有聚集性,且肥胖是会"传染"的。当一个家庭中肥胖者过多时,可能会带动孩子发胖。为什么会出现这种现象呢?

研究表明,家庭肥胖聚集现象主要由两个方面的因素引发,一方面是由于家庭集体生活,各个家庭成员在饮食结构、生活习惯、环境氛围等方面十分相似,所以在大多数家庭成员变胖的基础上可能会引起其他成员的发胖。根据英国《每日邮报》报道:有学者研究发现,一种常见的病毒能使成人体细胞组织变胖,从而成为导致某些人肥胖的元凶。在家庭生活环境下,肥胖的原因就可能像是感染病毒后患上感冒,然后再传给其他人那么简单。对于该研究的准确性,还有待考证。

另一方面,目前研究认为,与人类肥胖相关的基因有 600 多个,肥胖的家族性与多基因遗传有关。遗传在家庭肥胖的发病中会起一定作用,遗传因子可能先天存在,但引起肥胖的概率也并非百分之一百。当父母一方肥胖时,孩子大约有 40% ~ 50% 的肥胖概率;若是父母双方都肥胖,孩子肥胖的可能性高达 70% ~ 80%;父母体重正常,孩子发生肥胖率仅 10% 左右。所以家中胖子多了,家人们可要小心哦!

所以,孩子肥胖家长负有很大的责任,父母是孩子的榜样,父母要在饮食结构、生活行为习惯上发挥带头作用。要想改变孩子,家长先要改变自己。

孕期吃得多、运动少有影响

众所周知,大多数孕妇早期有过度恶心、呕吐等难熬的早孕反应,可能会影响胃口,早孕反应只是暂时持续一段时间。但是很多准妈妈们在早孕反应阶段过后,担心宝宝营养不够,想让宝宝在肚子里长大点,日常生活中最重要的事情就是吃吃吃。

　　随着人们生活水平的不断提高,准妈妈们的营养过剩现象越来越严重,加上日常缺乏运动,能量消耗减少,超重或肥胖的孕妇增加。孕妇体重增长过多增加了大于胎龄儿、难产、产伤、妊娠糖尿病等的风险;因此孕妈妈们要重视体重的管理。

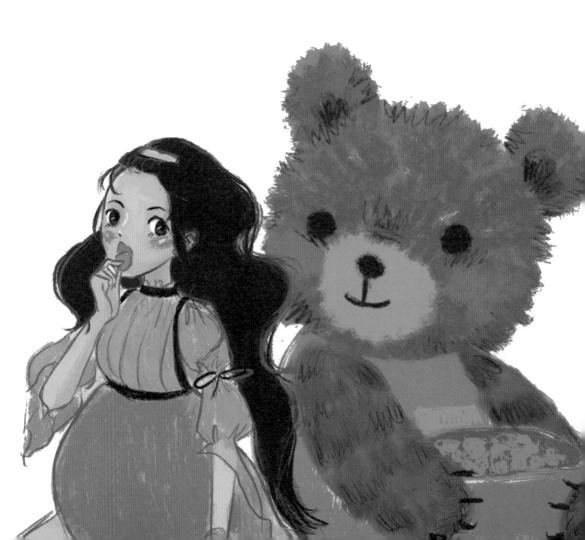

2009 年,美国医学研究所(Institute of Medicine,IOM)发布了基于孕前不同身体质量指数的孕妇体重增长推荐。应当在第一次产检时确定孕前BMI[体重(千克)÷ 身高的平方(米^2)],提供个体化的孕妇增重、饮食和运动指导。

孕妇体重增长推荐

孕前体重分类	BMI(千克/米^2)	孕期总增重范围(千克)	孕中晚期体重增长速度平均增重范围(千克/周)
低体重	< 18.5	12.5 ~ 18	0.51(0.44 ~ 0.58)
正常体重	18.5 ~ 24.9	11.5 ~ 16	0.42(0.35 ~ 0.50)
超重	25.0 ~ 29.9	7 ~ 11.5	0.28(0.23 ~ 0.33)
肥胖	≥ 30	5 ~ 9	0.22(0.17 ~ 0.27)

低体重儿和早产儿更易发胖

早产儿和低体重儿在发育初期身体状况极不良好,并且容易感染各种疾病,甚至相比较于健康胎儿死亡率大幅度上升。但事实证明,在很多早产儿或低体重儿后期发育过程中更加容易长胖,成为世界肥胖大军中的一员。

为什么会有这样的现象呢?

医学上将胎龄在 37 周以前出生的活产婴儿称为早产儿,又称未成熟儿,早产儿发生率大概占新生儿总体的 5% ~ 10%。母亲孕期感染、吸烟、酗酒、生殖器畸形、过度劳累、多胎等是早产儿和低体重儿的主要原因,但发生机制仍有许多不明之处。

早产儿的各个器官发育尚不健全,其出生体重大部分在 2500 克以下。早产儿从外观上看皮肤绛红和水肿,头占全身比例 1/3,头发细而乱。早产儿吸吮能力差,胃容量小,常出现哺乳困难,脂肪消化吸收较差,肝脏合成蛋白能力差,糖原储备少,易发生低蛋白血症、水肿或低血糖。

低体重儿则是对出生体重不足 2500 克的新生儿的一种统称,包括早产低体重儿和小于胎龄儿。

出生体重不足 1500 克者称为极低体重儿,出生体重低于 1000 克者称为超低体重儿。

与健康胎儿相比,低体重儿视觉敏感程度不高,反射不够活跃,情绪也很波动,不够稳定,成年后有可能在智力或行为等方面产生某些不足。大多数人认为早产儿会营养不良,身体瘦小,发育迟缓。

近代研究表明,低营养水平者(早产儿与低体重儿也算之其中)较正常个体营养提升会明显加快,即可在一过性的生长抑制后出现快速生长的现象,这种现象被称为追赶性生长。

通过筛选肥胖的易感基因,研究人员发现,一种名为 *SIRT1* 基因的某些单核苷酸多态性(SNP)位点与肥胖息息相关。*SIRT1* 基因在人体内有着延缓衰老、调节细胞周期、控制能量代谢、DNA 损伤修复和调控胰岛素敏感性等作用,而追赶性生长对 *SIRT1* 基因的活性和表达有着很重要的影响。

母亲分娩出一个低体重的宝宝后,如果担心孩子会因此出现营养不良,而一味地过多给予高能量和高营养性的食物来源,就会造成过度喂养。一旦过度,就会影响其体内的 SIRT1 基因的作用,进而导致婴儿的脂肪组织快速增加,尤其到发育后期表现为腹部脂肪堆积。

因此,早产儿、低体重儿的早期科学追赶性生长十分必要,但凡事都要适可而止,某些家长乱 "追肥"、错误施爱的做法是不可取的。合理喂养,才是孩子茁壮成长的正确之道。

能吃是福? 胃就是这样被撑大的

俗话说民以食为天,唯有美食与爱不可辜负。珍馐美味、五味俱全、口齿留香这些词语足以表达人们对美食的追求。

但人的胃口各不同,胃口小的人认为胃口大的人能吃是福,成人认为小孩胃口大能吃是福,能吃才能有好的身体。但是能吃一定是福吗?

首先我们得了解我们的胃。

我们的胃呈中空囊状,是人体容纳食物的器官,弹性较好,故有 "太仓" "水谷之海" 之称。食物经牙齿研磨后,经过食管然后到达胃。胃壁由 4 层结构组成,由内到外分别是胃黏膜、黏膜下层、肌层和浆膜层。其中胃的肌层发达,有三层平滑肌,胃的蠕动及食物的运输、排空都是靠这些平滑肌的收缩与舒张完成。胃壁上的胃腺会分泌一些主要由盐酸和蛋白质酶组成的胃液。在胃液的作用下,食物被初步分解,转变成能溶于水的小分子物质,便于小肠下一步消化吸收。

因为平滑肌具有一定的延展性,胃会随着胃内食物容积的增多适应性地扩大。儿童的胃容量随着年龄的增加而逐渐增长,新生儿出生时胃容量大概为 7 毫升;出生后 4 天的时候是 40 ~ 50 毫升;出生后 10 天,胃容量增长为 80 毫升。以后每月增加 25 毫升,1 岁的时候胃容量为 250 ~ 300 毫升;3 岁时 400 ~ 600 毫升;4 岁以后增加缓慢,10 ~ 12 岁增至 1300 ~ 1500 毫升。

胃的延展性较好,食物通过刺激口、食管等处的感受器,引起胃神经反射性的肌肉活动(平滑肌紧张性降低和舒张),从而使胃的容积变大,空腹时,胃黏膜形成许多皱襞。当胃被食物充满后,皱襞即变得低平或全部消失,因此胃容量就变大了。

网络上超火的"大胃王"的胃容量可能比普通人大,他们的新陈代谢较快,消化吸收功能强大,有先天性的因素,并且加上长期的训练。但万事有度,胃容量也有它的极限。

胃容量增大会带来一系列的危害。

第一,胃长期保持在极限容量的状态,胃壁肌肉被反复拉伸至最大极限,胃壁变薄且变得松弛,导致胃蠕动功能衰弱,影响正常的消化功能。

第二,胃容量增大容易导致胃下垂。

第三,胃容量增大容易出现肠胃功能紊乱、胃溃疡等胃病。

第四,胃容量增大后进食量增多,过剩的能量消耗不了,容易造成脂肪堆积,导致肥胖。

所以孩子胃口大、能吃不是福,经常暴饮暴食会危害健康。儿童应根据不同年龄段适当调整饭量。

挑食和偏食哪样都不好

我们说的挑食、偏食,是指孩子对某一类食物过分喜爱或完全不吃的饮食习惯。它需要满足两个条件:一是因拒绝吃某类食物,导致摄入量过少;二是常常只吃有限的几种食物,不愿尝试新食物,特别不喜欢某种气味和质地的食物。如果孩子爱吃龙利鱼,不喜欢吃鲫鱼,喜欢吃西蓝花但接受不了白菜花,则不能算作挑食、偏食。毕竟,任何人都有自己的口味偏好。

某一种食物所能够提供的营养素通常可以通过其他同类食物获得,而某一类食物的缺乏则会对孩子的生长发育造成影响。营养专家指出:儿童挑食偏食会导致营养摄入过少,影响其生长发育,导致免疫力下降、贫血、营养不良、手足抽搐、多动症、爱哭闹等现象。

芬兰开展的一项研究发现,挑食、偏食会导致饮食质量下降,增加患心血管疾病和 2 型糖尿病的风险。挑食、偏食的人单不饱和脂肪酸、膳食纤维和蛋白质摄入量不足,饱和脂肪和盐的摄入量却较大。这会增加人体的炎症反应,进而增加患慢性疾病的风险。

多样化的健康饮食对于健康起着关键作用,如果能干预挑食、偏食将有助于在早期预防潜在的健康问题。

零食选不好,肥胖跑不了

研究发现,97% 的儿童肥胖都和他们的生活方式有关,其中零食在其中就扮演了重要的角色。

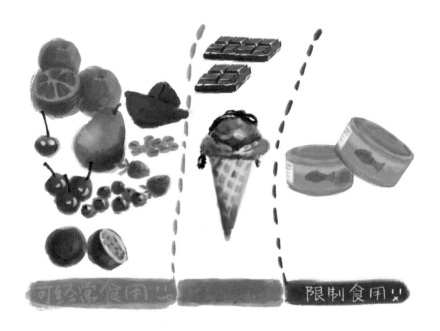

可经常食用 ☺ 　　　限制食用 ☹

　　说起零食,绝对是孩子的最爱,零食和肥胖之间真的是有必然的关系吗? 其实不然,很多家长并不清楚零食真正的概念。所谓的零食,广义上是指一日三餐以外的所有食物,它作为营养素的补充来源也是很重要的。很多人之所以把零食归入不健康食品,其实只是狭义上界定了它的种类。事实上很多零食还是比较健康,而且可以多吃的。

　　在《中国儿童青少年零食消费指南》中将零食划分为 3 个等级,根据不同级别推荐食用的频率和量。

　　绿色等级代表可经常食用,这类零食营养含量丰富,多为低油、低盐、低糖的食品和饮料,如水果、坚果、牛奶和酸奶、豆制品和薯类等,这类零食每天都可以吃。

　　橙色等级代表适量食用,这类零食的营养素含量高,但也含有比较高的脂肪、糖、盐等,每周可以吃 1 ~ 2 次,包括巧克力、冰激凌等。

红色等级则代表限制食用,这类零食营养价值低,而且含有高脂肪,或高糖、高盐,例如罐头、蜜饯、糖果、炸鸡、薯条、含糖饮料、夹心饼干。这类零食常吃就会导致肥胖、高血压等疾病,故每周最多吃1次。

所以,按照这个分类来看,真正让孩子胖起来的不是零食吃得多,而是家长没有给孩子选对种类。

现如今,是零食爆发的时代,超市货柜上摆放的很多是零食,电视上也是各类零食的广告。即便不去逛街,在手机上也可以下单购买零食,快递送到家,所以让孩子完全不吃零食几乎是不可能的事,其实也是不正确的事。

问题的关键就是要树立孩子正确的零食观,而且家长自身对零食安全的认知和喜爱程度,也决定了孩子吃零食的选择和习惯。因为孩子最初始的零食启蒙正是直接或间接来源于父母。

小朋友的小仓库里摆放的都是薯片、辣条、肉干,还有各种新奇的零食。可以像哆啦A梦一样,随时随地从口袋里掏出各种零食。一家人外出的时候,家长都会在汽车后备箱中准备一半空间的零食。而选择零食就会相应地放弃正餐,尤其是那些高能量密度、低营养素密度、低膳食纤维的零食,是导致能量过剩,甚至发生肥胖的最主要诱因。

所以,在生活中,家长要引导孩子树立正确的零食观,多选择一些健康的零食。可以选择天然的、新鲜的、营养价值高、干净卫生的食物做零食,首选苹果、香蕉等水果,它们含有丰富的维生素、矿物质和膳食纤维;再选酸奶、豆腐干等奶类、豆制品,可以提供丰富的蛋白质和钙;还可以选花生、瓜子等坚果,它们富含不饱和脂肪酸和维生素E。

与此同时,对于糖果、薯片及膨化食品等含糖、盐或脂肪很高的零食,一定要限制食用的频次和量。更不要把三无产品或路边小食品作为零食。

此外,无论零食健康与否,吃零食的量都要以不影响正餐为宜。可以选择在两餐之间作为正餐营养的辅助,这样才能真正发挥零食的作用。

有些疾病容易造成肥胖

自 1975 年以来,全世界的肥胖人数几乎增加了两倍,随着生活水平的不断提高,儿童肥胖人数在全球范围内不断上升。肥胖已被世界卫生组织定义为世界范围内的流行病。体重的改变是多种因素的结果,例如营养选择不当、暴饮暴食、遗传、文化和新陈代谢等。当然还有疾病的因素,它们与肥胖息息相关,我们来看看有哪些疾病会导致肥胖。

2 型糖尿病。2 型糖尿病的发病机制是由于胰岛素抵抗,正是胰岛素抵抗的存在,身体中的胰岛素会比较高,而胰岛素是一种合成激素,也就是说由于胰岛素的存在,才能使蛋白质和脂肪的合成增加,从而造成体重的增加。再者现在由于可选择的食物种类比较多,而且人们的活动量比较少,这样就更容易发生体重增加。由于体重的增加,造成了胰岛素抵抗的增加,容易形成恶性循环。

神经精神疾病。对某种食物强烈的食欲,以及人们通过视觉、嗅觉、吞咽反射引起食欲食量倍增,某些神经精神疾病表现为食欲亢进,增加了肥胖的发病率。

多囊卵巢综合征。多囊卵巢综合征是最常见的女性内分泌疾病之一,胰岛素抵抗、雄激素过多等因素导致 50% 以上的患者会伴有肥胖的症状,患者还多伴有月经失调、多毛、痤疮等症状。多囊卵巢综合征的患者在饮食的选择上不能过度放纵,最好是选择低热量、低糖的食品。

垂体、甲状腺疾病。研究发现,肥胖者常合并下丘脑－垂体－甲状腺轴功能紊乱。甲状腺功能可以作为判断肥胖人群代谢异常的重要指标,甲状腺所释放的三碘甲腺原氨酸(T_3)可以调节能量的代谢及热量的产生,当甲状腺激素的含量升高时,可加强腺苷酸环化酶的作用,影响组织内生长激素与儿茶酚胺等各类脂肪动员激素的作用,进一步促进脂肪的分解,而当机体甲状腺功能发生衰退时便会减弱脂肪的代谢,增加患者肥胖的发生。

肾上腺疾病。肾上腺疾病引起肥胖是由于肾上腺皮质激素生物合成酶系中某种或几种酶的先天性缺乏,使皮质醇等激素水平改变。当患上肾上腺疾病时糖皮质激素分泌增多,从而诱发肥胖的发生。

库欣综合征。库欣综合征是由各种原因引起的肾上腺分泌过多糖皮质激素所产生的临床综合征。糖皮质激素过多可以引起体重增加,导致四肢蛋白质和脂肪分解,脂肪重新分布后出现圆脸、颈背部和腹部脂肪堆积增多,呈典型的满月脸、水牛背症状。

泌乳素分泌异常。泌乳素是一种多肽激素,也叫催乳素,是垂体分泌的激素之一。一般情况下内分泌异常易导致儿童出现性早熟伴随体重改变,泌乳素异常导致的肥胖应引起我们足够的重视。

肥胖与各类疾病息息相关,不仅要会预防,更要会根据儿童的情况加以辨别,最可靠的办法还是在减肥之前,先去医院检查,判断到底是单纯性肥胖,还是由其他疾病引起的肥胖。如果是其他疾病引发的肥胖,只要把原发疾病治好,肥胖自然就治愈了,否则单纯靠减肥,只能是治标不治本。

斩掉 胖根需要
坚持

减肥需要有信心

少吃多动看似简单,但失败率极高。最主要的原因在于——在减肥过程中,失去了信心。大多数家长都会有着同样的烦恼:我都这么控制孩子的饮食了,也让孩子运动了,怎么体重一点也没有变化呢? 久而久之,家长便会因为看不到效果以及心疼正在减肥的孩子,又开始放任孩子大吃大喝。减肥便顺理成章地失败了。

脂肪不是一天就堆积起来的,那么也不会一天就消失掉。我们的身体适应能力极强,当减肥一段时间后,便会适应你现在的运动方式和饮食结构,这时候就到了我们常说的平台期。平台期极其重要,如果此时你坚持减肥,那么你将迎来减肥的胜利;如果你失去信心,开始自暴自弃,那么失败就显而易见了。所以在减肥中最重要的事情就是要有信心,只有你有付出一定会赢得回报的信心,你才能有坚持下去的意志,你才能看到胜利的曙光,并最终取得胜利。

减肥从来都不是一件轻而易举的事情,但是却有成功的秘诀——只要有信心,减肥一定会成功。

家长要给孩子做榜样

我们已经知道孩子的肥胖与父母的遗传有很大的关系,而孩子往往不能正确地认识到肥胖的危害,甚至会将父母的肥胖视为正常。所以在孩子减肥的过程中,家长充当了很重要的角色。家长需要给孩子做榜样!

给孩子做榜样最重要的是家长对于孩子肥胖的认知。在传统观念下,有许多家长并不能正确认识到自己的孩子存在着肥胖。大多数人都将儿童和青少年肥胖视为有福气的象征,以至于许多家长对自己孩子肥胖视而不见甚至大力追捧。从而使得孩子的认知也受到影响，出现肥胖是生活常态，能吃是福的错误认知。在这种错误的认知的影响下，孩子只会离肥胖越来越近，离健康越来越远。所以家长拥有正确的认知，并成为孩子的榜样是减少儿童和青少年肥胖的最重要的前提。

对于儿童和青少年来说，他的自制力以及意志力不及成人。面对外来的诱惑，更容易失去控制。儿童和青少年的减肥方法无非是控制饮食，加强锻炼。看似简单的两条，对于超重或肥胖的孩子而言，确是难于上青天。

控制饮食。儿童和青少年因为薄弱的控制能力，如果突然改变饮食习惯，容易造成暴饮暴食。如果此时，只有孩子一个人的饮食习惯加以改变，那么心理上的落差便会造成孩子对控制饮食的厌恶，最后造成减肥的失败。与长辈生活在一起的孩子，因为长辈的溺爱，最后导致饮食控制的结果也是失败。

加强锻炼。肥胖的孩子大多更喜欢将自己的课余时间放在看电视、玩电子产品上，对于体育锻炼，有些孩子可能没有积极性甚至是排斥的。有许多家长监督孩子加强锻炼时的状态经常是看着孩子在锻炼，自己却在玩电子产品。孩子会因为厌恶，加上大量堆积的脂肪对运动时造成的身体不适而中断锻炼。

综上所述，在减肥过程，无论是控制饮食阶段，还是加强锻炼阶段，家长对于孩子的引导作用都非常的重要。"父母是孩子的第一任老师"这句话对于儿童和青少年减肥来说尤为重要。所以减肥路上需要家长做好孩子的榜样。

对于父母有一方肥胖或者双方都肥胖的超重儿童和青少年来说，家长做榜样的作用要比体重正常孩子的家长更大。言传身教的力量总是大于说教的。当你为孩子做榜样的同时，你自己也会惊喜地发现身体的变化。所以为了自己和孩子的健康，和孩子一起行动起来吧，你会成为孩子心目中的英雄。

减肥的道路注定是不容易的,但是如果有家长给孩子做好榜样,那么一定会轻松不少。

孩子饭量大吃不饱怎么办

孩子由于生长发育的需要,对营养的需求比较大,所以饭量相对是比较大的。还有一些孩子长期养成暴饮暴食的不良饮食习惯,导致胃容量增大,在减肥期间也容易出现吃不饱的情况。所以,在为孩子制订定量的减肥餐时,为了防止感到饥饿时多吃而导致热量摄入超标,同时还要满足孩子生长发育的需要,我们该掌握哪些方法呢?

选择饱腹感强的食物。饱腹感强的食物,往往存在 3 个特点:①蛋白质含量高;②膳食纤维含量高;③含水量高。蛋白分子比较大,身体消化比较慢,更容易吃饱也更扛饿,可选的食物包括鸡胸肉、金枪鱼、虾、低脂牛奶、豆腐、瘦肉等;膳食纤维有吸水膨胀的效果,自然饱腹感也很强,富含膳食纤维的食物包括草莓、苹果、梨、麦片以及豆类等;水没有热量,却能占用一部分肠胃,也能增加饱腹感。高饱腹感的食物,能让孩子更容易饱,更不容易饿,这样就大大减少了进食的频率和摄入的热量。高蛋白质的食物能够促进肌肉的修复和生长,增加肌肉含量,进而提高新陈代谢速度;高膳食纤维的食物能够促进肠道的蠕动,减少身体对脂肪的正常吸收,均有利于孩子控制体重。

多吃原味食物,清淡少油盐饮食更易饱。原味食品是指清淡少油盐的食物,或是没经加工过的原始食物。多用原味食物代替加工食物有助于减肥,如糙米取代白米、蒸土豆泥代替炸薯条等,调味太重的食物在减肥期间应尽量少吃,因为添加的各类调味料会掩盖饱腹感,让孩子吃得更多。现代医学研究表明,摄入过多的盐,会有增强淀粉酶活性而促进淀粉消化和小肠吸收游离葡萄糖的作用,吸收过剩的糖,则会转化为脂肪而沉积。

改变进食顺序——先汤后饭、先素后荤、先喜后厌。有些孩子习惯把不喜欢的食物先吃掉,把喜欢的留在最后,这样的习惯从减肥角度上来说并不可取。当把不喜欢的食物吃完时,我们已经感到5分饱了,但面对最爱的食物,我们还愿意把它吃完,导致的结果就是吃撑了也减不了肥。还有些孩子喜欢吃肉,一定会把荤菜吃完,最后饱了剩下素菜也不吃,这样当然会导致饮食失衡。正确的进食顺序应该是先汤后饭、先素后荤、先喜后厌,最好是能够吃到七分饱时停止进食,这样既不会吃多,也能保证在下一餐之前不会感到饿。

改变进食速度,专心进食。在吃饭时,最好能够细嚼慢咽,不要狼吞虎咽,让身体和大脑有一个传输"吃饱了"信号的时间。别等到大脑收到吃饱的信号时,肚子已经撑得不行了。有些孩子喜欢边吃东西边看电视或玩手机,其实这样是最容易长胖的。当孩子的注意力被分散,他们无法知道自己已经吃了多少,过度的摄入自然会导致肥胖。而专心吃饭可以使你的大脑更专注于食物的感受,避免脑部信号传递慢造成的进食过量。

尝试少食多餐。很多人误解少吃多餐的本意,少吃多餐的原则是无论一天吃多少餐,食物的总量都不能改变。通常一天三餐,正餐的时间间隔过长,其间我们就容易感到饥饿。当饥饿感持续加强,下一餐的饮食就容易出现失控。但若多餐摄入,饱腹感就能更持久,从而抑制孩子想吃东西的欲望,达到控制食欲的效果。另一方面,每餐少吃一点还可以减缓肠胃压力,给身体足够的时间去消化吸收食物,抑制脂肪和多余的物质囤积在体内。

提供健康零食。吃零食可不能任性。无论是自带便当还是外出就餐,餐前吃点食物都有助于减少正餐的食物摄入。当我们在两餐之间吃些健康的零食时,食物开始进入我们的胃,大脑也产生"我已经进食了"的饱足感,在正餐时自然就能少吃一点。不要小看这些餐前零食,巧妙地食用能够在正餐前就获得3～4分的饱腹感了!

孩子挑食怎么办

在孩子的成长过程中，几乎每个家长都会遇到孩子挑食的情况。挑食会导致营养不均衡，从而影响儿童的生长发育，而严重的偏食和不良的饮食习惯，甚至会导致一些疾病。作为家长，可能想了很多办法，变着法给孩子做好吃的，可还是难以纠正孩子的挑食，怎么办呢？

挑食是儿童成长过程中的一个普遍问题，只不过轻重程度不同而已，有人对挑食的原因做了详细的研究。

家庭饮食习惯。 毋庸置疑，家长是孩子挑食的根源，父母的饮食习惯，几乎决定了孩子的饮食习惯，从添加辅食开始，父母不喜欢的食物，不会出现在孩子的食谱里。如果父母有挑食的习惯，那孩子几乎是一定会挑食的。

父母教养方式。 有的家长很注重孩子的营养均衡，在食物的搭配上煞费苦心，然而孩子并不买账，只挑自己喜欢的食物。当家长强迫孩子去按着食谱吃东西，孩子却更加挑食。可能家长没有想到，正是这样的行为，才导致孩子挑食严重。儿科学期刊《The Journal of Pediatrics》最近发表的一项研究分析了孩子挑食行为、饱腹感和父母喂食行为、情绪之间的关系。研究结果表明，越是逼迫孩子进食，孩子越是挑食，并且孩子小时候受到的逼迫可能会影响之后很长一段时间的进食行为。

所以，纠正孩子挑食的不良习惯，很重要的一点就是从家长自身入手。

首先，作为家长，要注意自己的饮食结构是否合理，各种营养的搭配是否均衡。是不是自己不喜欢吃的食物，孩子就见不到。家长不喜欢的，孩子未必不喜欢，只要是健康的食物，都可以让孩子去尝试。小孩子对于陌生的食物往往会有所抵触，此时家长和身边其他人的示范作用就尤其重要。

其次，要控制孩子的零食。过多的零食会让孩子经常保持饱腹感，对正餐的食物失去兴趣。很多零食是甜腻或酸辣的重口味，长期刺激，让孩子的味蕾越来越挑剔。而食物的烹调上，也要注意变换不同的方式，用新的口味去吸引孩子的食欲。

最后，作为家长一定要有耐心。有的家长为了达到目的想尽办法，比如把孩子放进喂饭专用的椅子里、用玩具吸引孩子注意力、答应孩子只要吃饭了就有奖励等。这种做法往往得不偿失，如果孩子不是根据自己的意愿去吃东西，而是屈服于家长的控制或诱惑，那么可能会积累关于食物的不好感受，反而加重挑食。

因为孩子挑食经常去责备孩子或强迫孩子吃不喜欢的食物，不仅使食物失去了对孩子的吸引力，而且可能使儿童产生抵触情绪，影响食欲。家长可以少量地提供多种类的饮食，使用引导而非强迫的方式鼓励孩子接受多样化的食物。

总之，孩子挑食，家长千万不要急躁，认真、冷静地去分析一下孩子挑食的原因，尤其是家长方面的问题。进而耐心地去找出应对的措施，帮助孩子建立合理的饮食习惯，逐步改掉挑食的毛病。

孩子就爱吃油炸食品怎么办

油炸"快乐"，我们是如何爱上它的？

油炸食品，炸麻花、炸春卷、炸丸子、油条、炸薯条、炸鸡翅等，一串念着念着就会让人流口水的名字，它们有着金黄的外表，全身上下散发迷人的香味，吃进嘴里外焦里嫩，酥脆的口感、嘎嘣脆的声音，每一口都让人满足。电视上、网络上铺天盖地的广告，"有炸鸡才过瘾，第二份半价"。孩子们放学回家，走过路过即使错过，再走几步路还是在转角处遇见一家炸鸡汉堡店。大人小孩几乎沦陷在这美味中，但油炸食品长期食用对我们人体却有着很大的危害。

油炸食品危害健康，越迷人的越危险。

油炸食品含有很高的热量，有较高的油脂和氧化物质。孩子经常进食容易造成体内的能量过剩，过剩的能量就会以脂肪的形式储存起来，从而导致肥胖。

在油炸过程中，高温使得食物中大量的维生素 A、维生素 E 被破坏。食用油本身和食品成分因长时间高温加热也会产生多种对人体有害的物质，如丙烯酰胺、聚合物、多环芳烃化合物等。尤其是丙烯酰胺，已经有大量的动物实验数据表明，它具有一定的神经毒性、生殖毒性、遗传毒性和致癌性。

孩子不知道油炸食品是对健康不利的，孩子只知道这就是他喜欢吃的，吃了就满足快乐，吃了还"圆润可爱"，作为家长该怎么办？一起来看看这 6 个妙招吧!

妙招 1，家长以身作则，引导孩子吃健康的食物。

饮食会影响到孩子的身体健康，有一个良好的饮食习惯会让孩子受益一生。孩子的健康，家长是第一责任人，家长应当做好孩子的榜样，严格要求自己少吃油炸食品。家里做菜也尽量少用炸、煎等烹调方式。引导孩子吃健康的食物，如新鲜的蔬菜水果。

妙招 2，让孩子知道吃油炸食品的危害。

在确保安全的情况下，鼓励孩子参与家庭食物的选择和制作，增加孩子对食物的认知。在参与过程中让孩子知道健康的食物大致是如何做的，吃什么样食物才是健康的。举一些恰当的事例,用亲切的口吻让孩子知道吃油炸食品的危害。"吃了会越来越胖,没有其他小伙伴跑得快,好看的衣服也穿不了,还容易被人起外号,多不好呀!"

妙招 3,转移孩子注意力。

孩子的天性是喜欢美味以及花色多样的食品,家长可以不断提高自己的厨艺,采用孩子喜欢的其他口味,有多种选择他就不会老是惦记着油炸食品了。

妙招 4,不要用油炸食品作为孩子的奖励措施。

有些家长为了鼓励孩子做某件事,会用孩子感兴趣的油炸食品当作奖品来激励孩子,这种行为是不恰当的。来之不易的东西会让孩子心中对这些食物产生不一样的情感。

妙招 5,注意孩子的心理健康,与孩子多沟通。

与孩子多交流,了解孩子对食物的看法,不能以简单粗暴的方式对孩子说这个不行,那个不能吃,合理疏导,避免孩子出现抵触情绪。

妙招 6,呼吁学校进行健康教育。

呼吁学校普及营养健康知识,教导孩子们少吃油炸等不健康的食品,同学们相互监督,营造良好的环境。

孩子就爱吃甜食怎么办

在我们的印象里,甜是一种美好的感觉,这种感觉可以形容生活里每一件愉快的事,长得甜美、生活过得甜蜜、尝到了甜头,连孩子的小名也会有数不清的家长给取名叫甜甜。我们对甜味食物的喜爱更是强烈，有时都会怀疑自己是不是有两个胃，一个用来吃饭，一个用来吃甜食。

在追求甜的路上，为了让食物吃起来感觉更甜，甚至会人为地加入一些添加糖，如白砂糖、红糖、方糖、冰糖、果葡糖浆等。富含添加糖的甜食给人体带来了一大波的能量，也带来"秋天第一杯奶茶"般美好的心情，然而只要进食多了，它就会在体内变成一只"怪兽"，一只"甜蜜怪兽"，一只破坏力极强的"怪兽"。

在尝到第一口甜头的口腔里，牙齿上残留的添加糖会吸引各种各样的细菌来这里定居形成牙菌斑，牙菌斑会产生腐蚀性的酸侵袭破坏牙齿，让牙齿出现空洞，这就是龋齿的形成。有大量研究表明，添加糖还会增加慢性疾病的风险，造成超重、肥胖，埋下罹患糖尿病、高脂血症等疾病的隐患，还会影响到儿童对其他食物的摄入，造成营养摄入的不均衡。

糖果、甜甜圈、蛋糕、奶茶、冰激凌、碳酸饮料……这些"甜蜜怪兽"已经和孩子们相伴很久了，我们该怎么办？教你3招打败"甜蜜怪兽"。

第1招，家长做好榜样。

家长自己要少吃甜食，这点非常重要！有的父母只是一味地要求孩子少吃甜食，自己却吃得不亦乐乎，甚至和孩子一起沉浸在这"甜蜜"之中，这是不对的。孩子的成长路上，大人也是在不断修行，要想让孩子瘦下来，家长自己也要变得更好、更自律，和孩子一起健康饮食。

家里烹饪食材要少放添加糖，想想你的拿手好菜糖醋排骨、冰糖银耳羹是不是要调整。在购买食物的时候，注意看食品包装营养成分表，选择碳水化合物或糖含量低的，少买配料表中含有较多添加糖的食品和饮料。

第2招，让孩子意识到甜食带来的危害。

给孩子讲有关甜食带来危害的例子、故事,看一些小视频等。比如经典的《老虎拔牙》的故事:"在大森林里,谁都知道老虎牙齿的厉害,最后老虎被狐狸骗,吃了好多糖把牙齿都弄坏了,又长得好胖再也追不上其他动物了。"相信孩子一定能得到启发。

第 3 招,循序渐进地减,用其他健康零食代替。

减少吃甜食不是说绝对不碰甜食,毕竟甜食能带给我们能量,能快速缓解饥饿,还能避免低血糖的发生。一点甜食也不让孩子吃也不太现实,只能控制数量,循序渐进地减,孩子也比较容易接受,建议每天添加糖摄入量不超过 50 克,最好控制在 25 克以下。

注意不在饭前吃、睡前吃,记得早晚刷牙。不能用含糖饮料来代替水。

还可以让孩子吃喜欢的其他健康食物,如新鲜的水果(水果是天然的含糖物质,富含维生素、矿物质、膳食纤维而且能量相对低,我们需要减少的是添加糖)、奶类(无添加糖的)、麦片、坚果等,转移孩子的注意力。

孩子顿顿离不开肉怎么办

肥胖的孩子几乎没有几个不爱吃肉的。

我们常吃的肉有畜肉(猪、牛、羊等牲畜的肌肉、内脏及其制品)、禽肉(鸡、鸭、鹅等的肌肉、内脏及其制品)、水产品(鱼、虾、蟹、贝等),它们都属于动物性食物,为人体提供了优质的蛋白质、矿物质和部分维生素,当然还有高能量的脂肪。

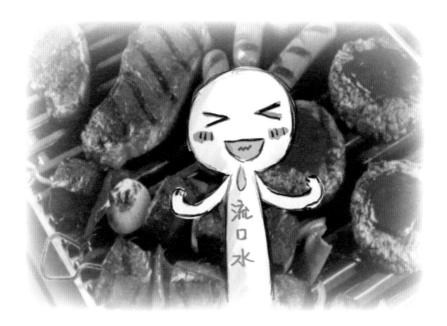

膳食中脂肪（尤其是动物脂肪）摄入增加是儿童肥胖率不断增加的重要原因。当摄入过多动物脂肪,能量过剩导致我们的身体也堆积脂肪,所以说"吃肉肉长肉肉"。有些家长喂养时生怕孩子不长身体,鼓励孩子多吃肉,等孩子胖了,给孩子买件衣服才发现"一览众衫小"。

我国汉族居民肉类摄入主要以猪肉为主,在畜肉中猪肉的脂肪含量最高,猪肥肉中脂肪含量高达 90%,猪前肘为 31.5%,猪里脊肉为 7.9%。羊肉牛肉相比则较低,如牛五花肉为 5.4%。水产品中鱼类的脂肪含量则更低。畜禽肉的脂肪以饱和脂肪酸为主,研究表明过多摄入饱和脂肪酸可导致人体血液中低密度脂蛋白升高,低密度脂蛋白可是个"坏家伙",它可将携带的胆固醇存积在动脉壁上,久而久之引起动脉硬化,增加患心血管疾病的风险。

吃肉不控制总量会加重孩子的超重或肥胖,对于孩子来说顿顿离不开肉怎么办? 有以下 4 招可以借鉴。

第 1 招，家长做好榜样。

我们反复强调父母对于孩子形成健康饮食习惯的重要性。同在一个饭桌上吃饭，父母言行举止孩子都看在眼里，如果大人顿顿爱吃肉，孩子必然会跟着顿顿离不开肉。

第 2 招，让孩子爱上吃蔬菜。

与孩子多沟通，找到孩子不爱吃蔬菜的原因。是做得口味不好吗？还是蔬菜切得不好，孩子不容易嚼烂？那下次把蔬菜切得更碎一点，烧得更软烂一点，口味改变一点。当我们做了改变，下次饭桌上你就可以告诉孩子，这次和之前做得不一样哦，鼓励孩子多尝试。变着花样来，不要经常连着几顿都吃一两种蔬菜。

第 3 招，鼓励孩子参与食物制作。

孩子爱吃肉不爱吃蔬菜，与缺乏参与食物制作也有关系。周末可以带孩子逛菜市场，让孩子看看各色各样的蔬菜，让他选择自己想吃的蔬菜，买回来后一起清洗、制作，让孩子参与到食物制作的过程中，从而激发孩子对蔬菜的兴趣，慢慢就会增加孩子对蔬菜的食欲，减少肉的摄入。

扫描二维码 >
更多关于减肥营养知识，请扫码看视频

第 4 招，引导孩子，让孩子正确吃肉。

做菜时荤素搭配好，以植物性的食物为主，动物性的食物为辅，选择富含蛋白质、脂肪含量较少的肉类，如无肉眼可见脂肪的精瘦肉、鱼肉等。

如何让宝宝爱上吃菜

家长首先要有意识地让宝宝多吃菜。

我们鼓励孩子多吃蔬菜,是因为蔬菜富含维生素、矿物质、膳食纤维,而且能量较低,能满足人体微量元素的需要,保持人体肠道的正常功能。研究发现,提高蔬菜的摄入量,还能有效降低心脑血管、糖尿病的发病风险。然而宝宝在饭桌上还没听你讲完这些"全都是为了你好"话,就向盘子里夹起了他喜欢吃的其他食物。

宝宝为什么不爱吃蔬菜呢?这和以下几个因素有关。

饮食环境。父母不爱吃蔬菜,桌上的蔬菜自然也就少了,宝宝养成了和父母一样的饮食习惯。

食物本身。包括蔬菜的外观、气味、口味。比如有的宝宝不喜欢吃黑色食物,如木耳、紫菜;有的宝宝对某种蔬菜挥发出的气味非常敏感,闻起来跟我们闻到的味道不一样,比如香菜。

烹饪环节。比如菜切得不好,叶片较大的话,不易吞咽。做菜形式单调,缺乏创意,老是以单一的形式烹调蔬菜,或者经常重复买几种蔬菜,三天两头都能在饭桌上见到它们,久而久之孩子就不喜欢了。

教养方式。父母威逼利诱孩子多吃他不爱吃的蔬菜,宝宝对蔬菜产生了惧怕心理、逆反心理等。

蔬菜那么好,宝宝不爱吃,怎么办?教你 6 个小妙招。

第 1 招,一起参与。

从买菜、洗菜、做菜各个环节让孩子一起参与食物的制作,在这个过程

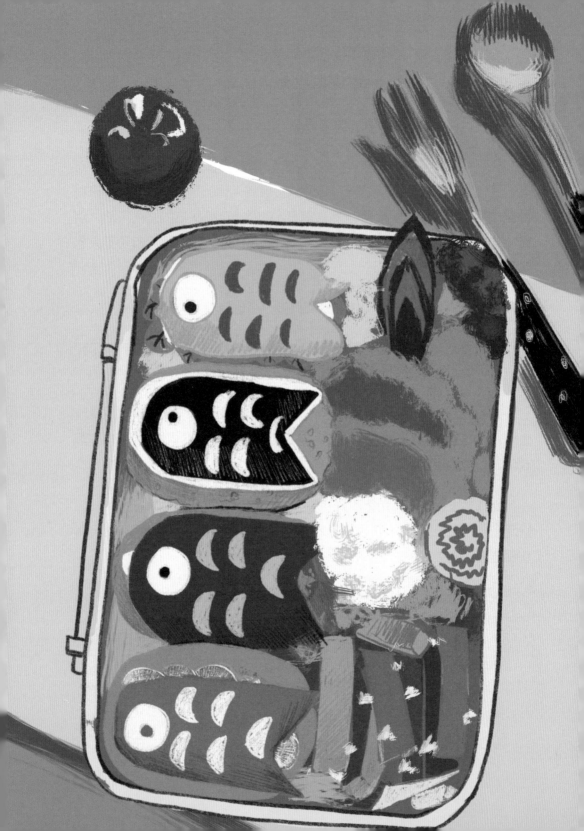

中不仅能增加孩子对食物的认识，激发孩子对蔬菜的兴趣，也能提高孩子的动手能力，让他体验生活。

第 2 招，变换花样。

同一种食物不同的做法，不同的搭配。就像妈妈喜欢买的衣服一样，款式多一点，搭配好，每天都是新鲜的感觉。

第 3 招，好玩有趣。

宝宝喜欢美观，让孩子感到吃饭充满乐趣，花点心思去摆盘。比如孩子不喜欢吃胡萝卜？将它切成他喜欢的小猪佩奇形状。也可以买一些模具来进行食物的 DIY。

第 4 招，以旧带新。

这招需要在孩子小的时候使用，在他熟悉的蔬菜上加上一个新的蔬菜，不要一下子给他没见过的蔬菜，由他的老朋友介绍一个新的朋友给他认识认识。

第 5 招，树立榜样。

榜样的力量是无穷的！当你选择看这本书，想让孩子发生改变的时候，我知道你也应该相信这句育儿的话：言传身教，耳濡目染，以身作则，躬亲示范。做父母的首先要多吃蔬菜。

第 6 招，不要强迫。

我们鼓励多吃蔬菜，也不能一味地强迫孩子吃他不喜欢的蔬菜，造成孩子的惧怕心理、逆反心理。比如有些人就是不爱吃香菜，这和个人的生物因素有关，再强迫他吃，宝宝也太勉强了。不喜欢这种蔬菜就换另一种蔬菜替代，蔬菜千姿百态，多一些尝试，总会找到喜欢吃的。

减肥的营养观

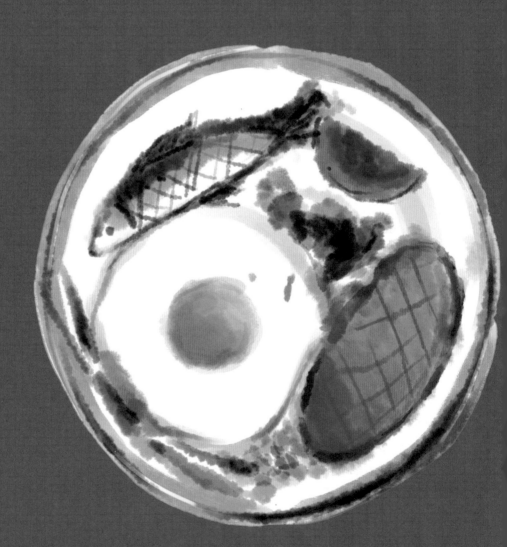

减肥要保持营养素均衡

成年人的减肥核心在于打破能量平衡,当能量的消耗大于摄取,则会调动身体中储存的能量。但对于正在长身体阶段的超重儿童来说,说是减肥,实乃体重控制,孩子们的减肥往往不需要达到明显减重的目的,而是在不妨碍他们应有的生长发育和不影响孩子生活的同时保持营养素均衡,合理地控制体重增长。

那么,什么是营养素呢?

营养素是指在保障机体生长发育和生存等一切生命活动过程中,需要从外界环境获取的物质。

依照人体需求量的大小,它们分为两大类,宏量营养素和微量营养素。

宏量营养素有三兄弟,它们分别是大师兄碳水化合物、二师兄脂类和三师弟蛋白质,这三兄弟可以为人体提供大量的能量。

我们首先来介绍大师兄碳水化合物,它还有另外一个名字叫糖类,包括葡萄糖、果糖、蔗糖、麦芽糖、淀粉等,当然还有比较特殊的碳水化合物,它们不产能,却是构成结构的骨架物质,如膳食纤维、果胶、黏多糖等。

富含碳水化合物的主要有面粉、大米、玉米、薯类这些食物,人体所需的能量将近一半以上是由碳水化合物来供应的,所以在干活方面(为人体提供能量),大师兄可算得上是劳动积极分子。

二师兄脂类,其中 95% 的是脂肪,它们的作用主要是储存和供应能量,剩下的 5% 是类脂,它们是细胞膜、器官、组织的重要组成成分。当提到二师兄你可能想到的是西游记里的二师兄猪八戒,而事实上,猪八戒的胖,也正是摄入的能量过多(吃得多)而不能被利用(运动少),于是转变为了脂肪存储起来（身体变胖）。但要是让他干起活来（提供能量），1克脂肪能产生39.7千焦的能量，而1克葡萄糖在体内只产生16.7千焦的能量，所以脂肪的力气比大师兄碳水化合物还大。

一般情况下，人体主要是大师兄碳水化合物和二师兄脂类供能来干活，很少有三师弟蛋白质参加供能的事。但也会出现意外，就好像要解救被妖怪抓走的唐僧，大师兄和二师兄也打不过妖怪（出现能源物质供应不足），三师弟也要出来奉献力量（蛋白质氧化分解供应能量）。

微量营养素顾名思义人体对它的需求量较少。主要包括矿物质和维生素。

矿物质家族成员多，包括钙、磷、钠、钾、氯、镁、铁、锌、硒等。它们参与构成人体组织、机体代谢、维持生理功能，但它们在人体内不能被合成，必须从饮食中摄取。

维生素顾名思义就是维持机体生命活动过程所必需的一类物质（微量的低分子有机化合物），它们的兄弟姐妹也很多，分为脂溶性维生素和水溶性维生素。

那营养素均衡又是个啥？营养素均衡则是指在日常饮食中合理搭配食物类别和比例，使得摄入机体的营养素齐全，比例适当，从而满足机体正常生长的需求。

其实无论是孩子超重还是家长超重，最重要的一点就是要明白体重超标并非一朝一夕导致，所以在控制体重、调整饮食方式的过程中也万万不可心急。当今盛行的各种大幅度减少饮食摄入，少吃或者不吃的节食方法对于正处于生长发育阶段的孩子来说并不适用，若因心急过度节食，将会导致机体营养摄入缺乏，免疫力低下进而对孩子的生长发育甚至身体健康造成影响。

怎么才能做到营养素均衡呢?

《中国居民膳食营养素参考摄入量(2021版)》和《美国居民膳食指南(2020-2025)》中都对于未成年人饮食给出了相应的建议和标准。

对于已经出现超重或肥胖的儿童,居民膳食营养能量表和营养素参考摄入量表就是家长们参考的必备"武器",通过这两个表,我们可以依据孩子的正常活动量来明确孩子所在年龄阶段每日所需要的能量补给,合理调整膳食。

在一日三餐中,可以通过限制高热量食物的摄入,保障每餐中主食、蛋白质食物(肉、蛋、豆、奶)和蔬菜水果的比例,烹饪中合理控制油、盐的添加量,烹饪方式少油炸、多蒸煮炖,注重饮食多样化。《中国居民膳食指南(2022)》推荐我们每天摄入的食物种类应包括谷薯类、蔬菜水果类、禽畜鱼蛋奶类、大豆坚果类等,平均每天摄入12种以上,每周25种以上食物。

控制并不是意味着一味降低进食量,而是可以将高能量密度的食物换成低能量密度的食物,比方说可以将下午茶的高热量甜点汉堡快餐替换成低能量密度的果蔬,将含糖饮料替换成纯牛奶、含糖量较低的酸奶等。既让孩子吃得健康满足,同时不让热量悄悄在体内囤积。

此外,孩子原本膳食习惯中的问题也不容小觑,如挑食、餐食无规律无节制、爱吃零食和爱喝含糖饮料等,这些问题的解决依赖于家长的监督和对孩子进行正确饮食观念的灌输和引导。纠正孩子原有不健康的饮食习惯将是孩子控制体重、合理膳食,并在未来维持良好体重的牢靠保障。

主食怎么吃才合适

根据"中国居民膳食宏量营养素可接受范围",主食约占儿童日常饮食能量摄入的 50% ~ 65%,是最主要的能量来源。很多家长会认为,作为能量来源的重头戏,少吃主食或是不吃主食孩子就能快速减重,但这种做法不仅搞得孩子苦不堪言,还收效甚微甚至起到反作用。

那主食到底应该怎么吃才能健康地让孩子减肥呢?

最合理的做法就是:必须吃,多种类,控制量。

主食是我们日常饮食中的关键一环,通常意义上的主食是五谷杂粮。从营养学角度来说,主食主要以前面提到的碳水化合物为主。碳水化合物摄入过多,将会在肝脏转化成脂肪,再被运送到身体的每个角落,导致肥胖。而一旦碳水化合物摄入不足,有可能由于能量摄入不足而饥饿感增加,身体乏力,导致营养不良、神经性厌食症以及身体内分泌的改变,更有甚者可能导致脂肪和肌肉分解加速,从而造成苯丙酮尿症等一系列不良反应,因此主食必须吃。

儿童需要减肥的话,主食到底应该如何控制量呢?

根据《中国孕期、哺乳期妇女和 0 ~ 6 岁儿童膳食指南》上给出的建议,1 ~ 3 岁儿童每日谷类摄入量 100 ~ 150 克,3 ~ 6 岁儿童每日谷类摄入量 180 ~ 260 克,在摄入范围内适当控制在低值,同时保障儿童没有明显饥饿感,主食与肉和菜的体积比例维持在 2 ∶ 1 ∶ 1。

除了控制食用量之外,拓展日常主食的种类也是非常关键的一点。日常主食选择请记住这个顺口溜:食物营养要均衡,饱腹感也很重要,还要关注热量糖,减肥还能身体好。

在日常主食中加入一定比例的杂豆（如红豆、绿豆、鹰嘴豆等）、全谷物（如燕麦、玉米、紫米、糙米等）、薯类（如土豆、甘薯、紫薯、山药等），这些食物的添加不仅可以使得家里的主食品类丰富多样，营养更加全面，其中充足的膳食纤维还将在胃肠道吸水溶胀，具有良好的饱腹感并促进胃肠蠕动。

哪些是我们应当让孩子少吃甚至尽量不吃的主食呢？

挑选适合减肥儿童的主食要注意以下 3 点。

一是少吃或尽量不吃过度加工的主食，比如食品店里看似美味实则糖分油脂超标的蛋糕、面包、油条、麻花、油炸土豆等。

二是少吃或尽量不吃多次加工的主食，比如重油的蛋炒饭、炒饼、煎饺。

三是少吃富含酱汁的主食，比如麻酱拌面、富含沙拉酱的汉堡包、三明治等。

除了需要关注主食的种类和摄入量，吃主食的规律性也至关重要。规律的饮食有助于身体形成规律能量代谢的生物钟，有助于机体的平衡和健康。

该吃多少蔬菜

儿童减肥时，应当如何挑选蔬菜呢？我们可以将常吃的蔬菜大致分为 3 类。

富含淀粉的蔬菜。土豆、马铃薯、甘薯、山药作为植物茎块类蔬菜富含淀粉，作为主食，它们可以替代米面，但是作为蔬菜，减肥期间的儿童不宜多吃，因为这些蔬菜的过量摄入可能会导致体内的热量囤积和由此导致的其他种类蔬菜摄入不足。

富含膳食纤维的蔬菜。这类蔬菜往往含有较高的膳食纤维和较低的热量,对于需要减肥的儿童是不错的选择。一方面,可以使孩子营养均衡,肠道健康;另一方面,可在减少热量摄入的同时,提高饱腹感。

我们常见的许多蔬菜都属于这个范畴,包括一些菌藻类蔬菜,如香菇、蘑菇、木耳、海带和紫菜等,以及一些我们常吃的叶菜类蔬菜,包括空心菜、小白菜、菠菜、油菜、茼蒿等,除此之外,花菜类蔬菜,如菜花、西蓝花等也是这类蔬菜的典型代表。

富含水分的蔬菜。这类蔬菜通常汁水充足,热量较低,也可以增强饱腹感。它们往往还有充足的植物功能活性物质和钾离子,可以适当多吃一些。这类蔬菜包括瓜果类,如黄瓜、丝瓜、冬瓜、苦瓜、南瓜、西葫芦等;茄果类,如番茄、茄子、甜椒等;以及部分根菜,如萝卜、胡萝卜等。

除了蔬菜种类选择之外,对于超重或肥胖儿童,蔬菜应该吃多少则是家长和孩子时常疑惑的问题。那么,已经超重了,蔬菜需要少吃吗?

由《中国居民膳食指南(2022)》中不同年龄阶段的食物建议摄入量来看,对于 2 ~ 6 岁的儿童,蔬菜每日建议摄入量在 200 ~ 300 克,而对于身处成长期的儿童和青少年,一般每日需要 300 ~ 450 克蔬菜(具体数值参见下表)。

对于需要减肥的孩子来说,蔬菜一定不能少。蔬菜将给孩子带来诸多好处。比如深绿色的叶菜中含有丰富的钙、镁、钾离子和维生素 K;南瓜和胡萝卜中含有丰富的叶黄素、胡萝卜素、类胡萝卜素等。

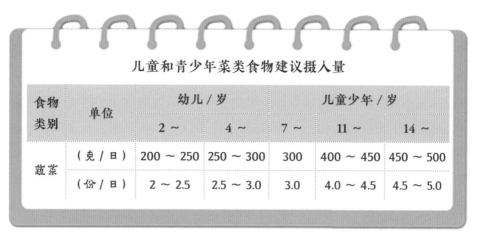

儿童和青少年菜类食物建议摄入量

食物类别	单位	幼儿 / 岁		儿童少年 / 岁		
		2 ～	4 ～	7 ～	11 ～	14 ～
蔬菜	（克 / 日）	200 ～ 250	250 ～ 300	300	400 ～ 450	450 ～ 500
	（份 / 日）	2 ～ 2.5	2.5 ～ 3.0	3.0	4.0 ～ 4.5	4.5 ～ 5.0

注：能量需要水平计算按照 2 岁～（1000 ～ 1400 千卡 / 天）；7 岁～（1400 ～ 1600 千卡 / 天），11 岁～（1800 ～ 2000 千卡 / 天），14 岁～（2000 ～ 2400 千卡 / 天），数据来自《中国居民膳食指南（2022）》。

除了蔬菜的种类和数量之外，对于超重肥胖的儿童来说，适宜的烹饪方式很重要，烹饪的核心原则应当是少油少盐，这将有利于控制食欲，控制血糖和血压。合适的烹饪方式包括蒸、白灼、煮汤、炖、快炒、凉拌等，越简单的做法越适宜有控制体重需求的儿童。当然，也要结合儿童的实际接受程度适当调节，防止孩子产生逆反心理，而不是不由分说固执己见。

减肥儿童还能吃肉吗

肉，这个日常饮食中的必备食物，往往被需要减肥的儿童家长视为洪水猛兽，毕竟中国有一句俗话"吃什么补什么"，那肉真的有这么可怕吗？对于需要减掉身上肉的孩子们来说，吃肉会长肉吗？

我们先来看看肉到底是什么？

我们常吃的肉，通常是指动物的皮下组织及肌肉，其中拥有充足的脂肪和蛋白质。我们知道蛋白质是身体重要的物质基础，其实，脂肪也是我们身体中重要的组成部分。比如脂肪中的磷脂，它是构成细胞膜的骨架结构；另外，脂肪还可以贮存和运输身体所需的能量，为机体提供脂溶性维生素和必需脂肪酸，比如亚油酸和 α - 亚麻酸，它们可以在体内代谢为儿童成长必需的诸多功能活性物质，二十五碳五烯酸（EPA）和二十二碳六烯酸（DHA），但这两种脂肪酸却不能由我们的机体自主合成，只能通过摄入食物中的脂肪来获得。

所以，减肥还能吃肉吗？当然能！

儿童减肥不是清心寡欲、吃斋念佛，自然不用单一水煮菜和脱脂奶伺候。保障孩子身体成长需求，科学控制体重，吃肉也算是其中重要一环。但吃肉不是随心地吃，放肆地吃，而是有选择性地吃，控制量地吃。

我们应该选择什么样的肉呢？

可以按照颜色把我们常见的肉分为两大类，一类是猪、牛、羊等家畜的肉及内脏制品，它们颜色较深，通常外观呈现暗红色，我们称其为红肉；另一类包含鸡肉、鸭肉、鱼肉在内，通常是水产动物和家禽类的肉，它们外观颜色较浅，呈白色，我们称之为白肉。除此之外，还有一些加工肉类，包括香肠、腌腊肉、火腿等。相较而言，红肉中饱和脂肪酸含量更高一些，食用过量可能增加血液中的低密度脂蛋白胆固醇从而引发一些心血管疾病，但红肉中有更高的血红素铁，能促进机体代谢，增强免疫功能。白肉中脂肪和饱和脂肪酸含量较低，同时仍然拥有与红肉一样丰富的蛋白质，可以为机体补充充足的能量，对于需要控制体重的儿童来说较为友好。

如下表中所展示的，肥肉中拥有更高的脂肪含量和更少的蛋白质。因此，在控制体重阶段的儿童需要控制肉的肥瘦比例，最好多选择瘦肉，少选择肥肉。

除了红肉与白肉、肥肉与瘦肉的选择，肉的烹饪方式也应当被我们格外关注。一般说来，精加工的肉往往由于其腌制、卤制加工过程而使得肉制品脂肪、碳水化合物含量急剧上升，同时，为了调味其中的钠盐含量也会很高，从而影响机体代谢，使得相关疾病的风险增高。

常见肉类热量和主要营养成分表（每100克可食部）

名称	热量（千卡）	碳水化合物（克）	脂肪（克）	蛋白质（克）
猪肉（精肉，瘦肉）	143.00	1.50	6.20	20.30
猪肉（肥瘦）	395.00	2.40	37.00	13.20
羊肉（肥瘦）	203.00	0.00	14.10	19.00
牛肉（牛腩）	123.00	0.00	5.40	18.60
鸡（母鸡，1年内）	256.00	5.80	16.80	20.30
鸡（肉鸡，肥）	389.00	0.90	35.40	16.70
鸡胸肉	118.00	0.60	1.90	24.60
鸭肉	240.00	0.20	19.70	15.50
花甲	45.00	2.20	0.60	7.70
带鱼	127.00	3.10	4.90	17.70
草鱼	113.00	0.00	5.20	16.60
午餐肉	229.00	12.00	15.90	9.40
香肠（腊肠）	508.00	11.20	40.70	24.10
广式腊肠	584.00	15.30	48.30	22.00

注：数据来自薄荷健康。

作为机体能量提供的重要部分,肉,不能不吃,也不能多吃,适量吃才能起到健康控制体重的作用。

到底吃多少肉合适呢?

对于体重正常的儿童,每日摄取的畜禽肉类在 30 ～ 40 克,鱼虾类应在 30 ～ 40 克范围内,对于超重儿童,选择范围内低限较为适宜。

该怎么吃水果

提到儿童控制体重,身边总是会响起这样的声音"多吃水果少吃饭,瘦得快",然而,多吃水果真的能让人瘦得快吗? 这里来为每一个担心孩子的家长揭晓一下答案:这个说法是不准确的。

水果确实是好东西,其中富含维生素、矿物质、多酚类功能活性物质,除此之外还含有丰富的膳食纤维,可以调节肠道菌群,降低疾病风险。除了这些功能活性,水果清新甜美的滋味也是孩子们喜欢的重要原因。不过,这些由碳水化合物制造的"甜蜜炮弹",很容易让孩子们吃的时候控制不住,超过参考摄入量,增加日常的热量摄入从而造成热量囤积和肥胖。

下表是常见水果的热量和主要营养成分表。您肯定想说,这水果的热量看上去也不高啊。请仔细看,看似每 100 克水果的热量相比较其他类的食物热量较低,实际上普通水果的含糖量都在 6% ～ 15%,基于水果甜美的肉质,以及一些较大的体积,儿童很容易过量摄入。儿童食用的一小碗米饭与两个苹果或者一个大一些的香蕉提供的热量持平,很可能让在日常饮食中已经小心翼翼控制热量的家长掉以轻心,让多余的热量成为儿童减肥路上的绊脚石。

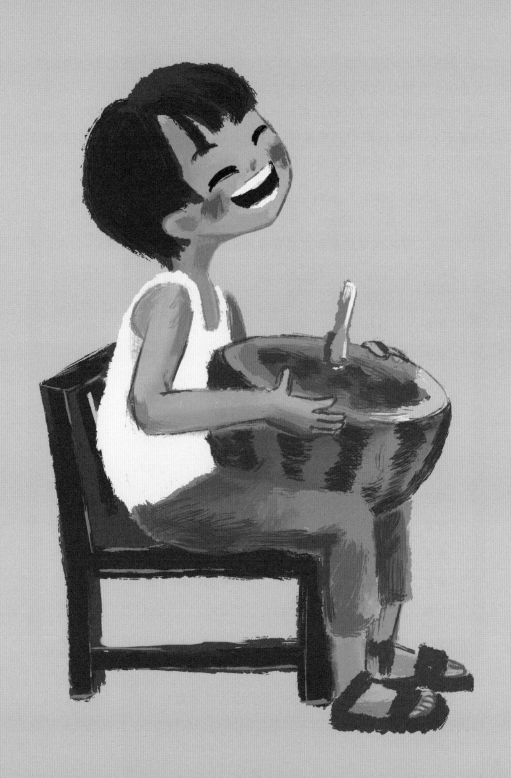

通常越甜的水果能量越高,也因其美好的滋味儿童更容易多吃而长胖。表格中一些单位热量较低的水果,比如西瓜、柚子、草莓等,往往因为其单位体积大或者食用方便而吃过量。不仅如此,水果中的热量与其他食物里的热量不太一样,水果中的热量往往来自其中丰富的果糖,其所含营养素单调,消化速率高,相同的热量可能消耗得更快。

常见水果热量和主要营养成分表(每 100 克可食部)

名称	热量 (千卡)	碳水化合物 (克)	脂肪 (克)	蛋白质 (克)	纤维素 (克)
苹果	53.00	13.70	0.20	0.40	1.70
橘子	44.00	10.20	0.10	0.80	0.50
香蕉	93.00	22.00	0.20	1.40	1.20
梨	51.00	13.10	0.10	0.30	2.60
西瓜	31.00	6.80	0.30	0.50	0.20
桃	42.00	10.10	0.10	0.60	1.00
柚子	42.00	9.50	0.20	0.80	0.40
葡萄	45.00	10.30	0.30	0.40	1.00
菠萝	44.00	10.80	0.10	0.50	1.30
草莓	32.00	7.10	0.20	1.00	1.10
杧果	35.00	8.30	0.20	0.60	1.30

对于控制体重的儿童,每日水果的摄入参考量在 100 ～ 300 克,同时,给出的参考量不宜在每日当中的某个时间点一次性吃完,分次吃完对于水

果的营养吸收和体内血糖的稳定都有好处。另外,每日或者每周摄入的水果种类可以有选择性地区别开来,不要固定吃某一种,导致其他维生素或者微量元素缺乏。

但要注意,果汁、果干、果脯不能代替新鲜水果。因为加工过程会导致水果本身的营养流失,并降低水果的饱腹感,而且人为地添加糖更会增加不必要的热量。洗干净生食水果是健康的方法。

每天需要喝多少水

水被称为生命之源,是维持生命活动和调节新陈代谢不可或缺的重要物质。原因就在于组成人体的细胞需要用水来维持正常的新陈代谢。水在成年人的身体中占比 50% ~ 70%,在儿童的身体中占比更高,但在大家的观念中,往往因其容易获得而忽略了水的重要性。

水在儿童减肥的进程中至关重要。一方面,水是体内营养素运输、吸收,新陈代谢废弃物排泄的载体;另一方面也是体内生物化学反应的重要底物和介质。

成年人每日水的推荐摄取量在 2.7 ~ 3 升,这个量包括食物、饮品中的水分和单独饮用的水。对于儿童来讲,《中国居民膳食营养素参考摄入量》也给出了推荐的推荐饮水量。去除正常饮食中食物的水分,儿童日常摄入量我们也给出了相应的推荐值。

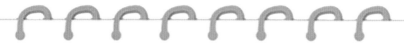

中国居民膳食营养素参考摄入量——儿童及青少年每日需水总量

单位:毫升

人群	每日需水总量(包含食物水分)	
4~6 岁	1600	
7~10 岁	1800	
11~13 岁	男:2300	女:2000
14~17 岁	男:2500	女:2200

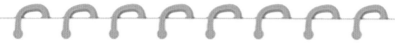

儿童及青少年每日日常饮水参考量

单位:毫升

人群	每日需额外水总量	
4~6 岁	850	
7~10 岁	1000	
11~13 岁	男:1300	女:1200
14~17 岁	男:1450	女:1300

　　我们给出的仅仅是针对轻度体力活动条件下的儿童饮水参考值,具体饮水量还需要根据儿童运动量和气温来进行调整,除此之外,也可以通过观

察小便颜色的深浅来适当调整饮水量。

除了保障饮用量,喝什么也很重要。

需要控制体重的儿童通常都有一些不良的饮用习惯,比如说喜欢碳酸饮料、果汁、茶饮料,喝豆浆、粥、牛奶的时候喜欢加大量糖等,这些习惯都需要家长格外关注。因为任何糖分的摄入都将给孩子带来额外的热量负担,影响控制体重的进程,因此,家长的监督将帮助孩子尽快养成良好的饮食习惯,树立减重信心。

对超重或肥胖儿童最推荐的饮品是白开水,不仅成分纯粹简单,而且没有能量,可以满足机体最基础的需求且不带来更多负担。不过,超重或肥胖儿童基于原有不正确的饮食习惯,骤然改变可能会造成不适,这时候家长可以循序渐进,提供更多的选择给孩子,比如在白开水中泡入新鲜的柠檬片制成柠檬水,也可以在柚子吃完之后,将厚厚的柚子皮削去表皮,白色的部分切细丝泡入水中制成清香的柚皮水。儿童口味需要家长们及时正确地引导,才能拨开高糖高热量饮品的重重迷雾,还孩子们一个纯粹健康的童年。

减肥过程中应注意补充哪些营养素

减肥的过程是脂肪不断燃烧,伴有体重下降的过程。在这个过程中,会伴随着大量营养素的消耗,如果补充不及时、不到位,体重下降的同时会诱发营养不良的发生,而蛋白质和维生素缺乏导致的免疫力降低,就是最为常见的情况。

那么,在减肥过程中不仅要保证低热量摄入且保持饮食均衡,更要注重部分营养素的补充,具体要注意以下几点。

补充富含蛋白质的食物。蛋白质的消化时间较长,可以带来饱腹感,能让我们在减肥期间控制食量。同时蛋白质能够满足运动减肥过程中肌肉增长的需求,肌肉含量越高,基础代谢所消耗的热量越高,减肥效果也会越好。而且,蛋白质的补充还有助于提升抵抗力,防止疾病的发生。在食谱中应增加鸡蛋、牛奶和低脂的禽肉、鱼肉的比例。尤其是要保证每天一个鸡蛋,早晚各一杯牛奶的供应。

　　补充富含维生素和矿物质的食物。脂肪燃烧过程中会消耗大量的维生素和矿物质,尤其是维生素 C 和钾、镁、锌、碘元素。与此同时,维生素 B_2、泛酸、烟酸、叶酸和维生素 E 等都参与脂肪代谢,若上述微量营养素的供应不及时就会延缓减肥的速度,甚至造成体内营养素的缺乏。所以,在饮食上应注意补充海产品,以及小麦胚芽、番薯、马铃薯、菠菜、甘蓝、黄豆、洋葱、黑豆、葡萄干、香蕉等。

　　补充富含膳食纤维的食物。膳食纤维多的食物既能够提供饱腹感,减少碳水化合物和脂肪的吸收,同时还能促进肠道蠕动,维持肠道健康,促进排便。主食方面可以多选择玉米、番薯、杂豆在内的粗粮,同时搭配纤维素含量较高的蔬菜,例如大白菜、芹菜、空心菜、芦笋、扁豆等。尤其是玉米,用来当早餐跟晚餐都是不错的选择,因为玉米不仅含有丰富的膳食纤维,而且脂肪含量不高,重点是玉米的饱腹性很强,而且甜甜的,那种甜味带来的满足感不会让孩子想去吃别的东西。

　　以下这些食物在减肥食物中也非常重要。

　　◇**苹果**　富含丰富的维生素 C 和膳食纤维,多吃一些苹果可以促进肠胃的蠕动,也可以起到清洁肠道的作用。科学研究证明,苹果中的苹果酸对女性身体脂肪的燃烧也是有一定的效果的。建议晚上的时候吃一个苹果,这样可以加快体内食物的消化,有效避免脂肪堆积过多的情况。

◇**菌菇类的食物** 它们在生活当中非常普遍，尤其是银耳、木耳、金针菇、香菇等常见的菌菇类食物，味道会比较鲜美，可以增加减肥过程当中的幸福感，并且热量非常低。菌菇中的多糖类物质对提升免疫力有非常不错的作用。

◇**坚果类食物** 它们是不饱和脂肪酸的重要来源。减肥食谱中往往会控制脂肪的摄入，这样也会影响必需脂肪酸和不饱和脂肪酸的摄入。既会影响脂溶性维生素的吸收和利用，影响体内激素的合成，导致皮肤损伤、生长迟缓，也会影响饱和脂肪酸的燃烧。可通过每日添加花生、松子、腰果、南瓜籽、葵花籽、核桃等坚果来补充。不过要提醒的是，不可以一次性食用过多，每天 25 克左右就够了，也就一小把的量。

聪明的家长
要会选择零食

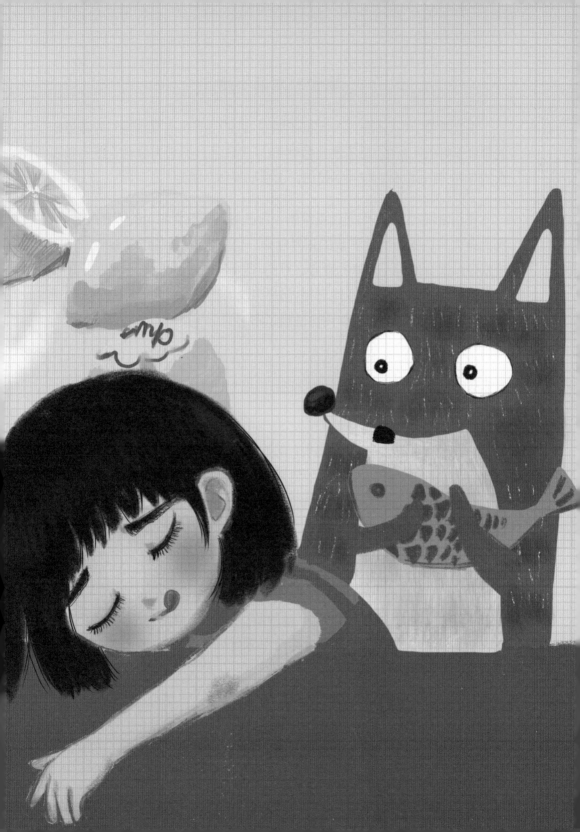

零食到底算个啥

说起零食,大人小孩儿一定都不陌生,谁还没吃过点零食呢? 先不论吃的零食是好的不好的,是不是有益健康的,就说为什么要有零食? 既然有零食的存在,就一定有它存在的价值。零食到底算个啥呢?

在正常情况下,我们通过正常的一日三餐来获取食物中的营养成分,以满足身体对这些必需营养素的正常需要。也就是说,合理的 3 餐食物摄入量就可以很好地满足人体的需要。然而,这个叫零食的家伙,它虽然不属于三餐的任何一餐,也无法取代三餐,但却可以为三餐做很好的补充,这个"候补队员"如果选对了,它的作用可是很了不起的。

中国疾病预防控制中心营养与健康所曾对我国儿童和青少年以及他们的家长(各 5000 人)进行了问卷调查,结果发现孩子们的新鲜水果、奶类,还有坚果摄入都严重不足。

调查结果显示,超过 90% 的儿童和青少年的水果摄入量都未达到《中国居民膳食指南(2022)》推荐的每日新鲜水果摄入量 100 ~ 350 克。我国儿童和青少年平均每人每日的饮奶量为 50 克左右,与推荐相比(2 ~ 3 岁学龄前儿童每日乳制品摄入量应该在 500 克以上,4 ~ 6 岁儿童为 350 ~ 500 克,7 岁以上的孩子,要在 300 克以上),远远不足。还有每人每日的坚果摄入量达不到推荐量的 10%。

了解了上面调查的结果,就不难理解:如果将新鲜水果、奶类以及坚果这些一日三餐中吃得比较少的食物当作零食,补充我们人体所需,那么,这样的零食就是我们身体的有益补充。

除此之外,对于正处于生长发育阶段的儿童和青少年,饿好像是一件再平常不过的事,一日三餐已经满足不了他们的好胃口。零食就是他们的充饥必备,两餐之间饥饿的时候吃点低脂奶酪、含粗纤维饼干、新鲜水果或者豆类制品等,都是很好的选择。不仅如此,吃零食还可以在很大程度上缓解紧张和焦虑的情绪,使身心得以放松。当然,零食作为有益补充是有前提的,如果把不健康的食物当作每日零食,那结果对于健康而言可能就不是补充,也许它会成为一个负担。

不健康零食的害处有哪些

物质丰富的当今,零食真的是多种多样,不同年龄、不同成长背景的孩子零食的种类都有所不同,有包装精美的小食品,有街边小店闻着就垂涎的小食品,除了这些,还有新鲜水果、牛奶、坚果等。

都是零食,但好坏差别可就大了。对于正处在生长发育期的孩子,保证健康成长和智力发育是最重要的,不健康的零食对健康有哪些害处呢?

盐、油、糖过多。为了增加零食的口感和味道,很多零食在制作过程中往往加入了大量的盐、油或糖(如话梅、薯片、饼干、糕点等),经常食用会加重孩子口味,养成不健康的饮食习惯,增加龋齿、糖尿病、超重、肥胖的风险,还会增加肾脏等器官的负担,对心血管系统造成危害。

糖精过量。零食中有很大一类都是偏甜的。为了提高甜度,一些不良生产商在这些甜味的食品中(如蜜饯、雪糕、糕点等)加入过量糖精,这些看似不多的糖精会给孩子带来肠胃不适,也会造成肝脏损伤。世界卫生组织国际癌症研究机构公布的致癌物清单初步整理参考,糖精及其盐就在 3 类致癌物清单中。

人工色素过量。为了追求小食品的好看,降低制作成本,很多膨化食品、糖果中还会被非法过量地加入人工合成色素。这些人工合成色素对人体的健康风险高于天然色素，孩子如果长期或一次性大量食用色素含量超标的食品，对健康发育危害很大。

反式脂肪酸过量。糕点、冰激凌、饼干配料表中常含有植物奶油、植物黄油、起酥油等，它们其实都是反式脂肪酸的代名词，过多摄入不仅会带来肥胖，还会对孩子的智力造成损害。

防腐剂过量。为了在食物的运输、储存时起到防腐的作用，大部分的包装食品都会加入防腐剂，如苯甲酸、山梨酸钾和亚硝酸盐等，这些物质摄入过多会在一定程度上抑制骨骼生长，危害肾脏、肝脏的健康。

重金属超标。一些零食还可能存在重金属的超标，比如爆米花在传统的加工过程中被铁罐制作机中的铅污染，可使爆米花含铅超量，甚至超数倍。有些食品或饮料的包装或制作工艺不合格，导致铅、镉等重金属超标，损害孩子的神经系统、造血系统、消化系统、肾脏以及免疫系统，致使学习困难、注意力不集中、智商下降、机体抵抗力下降等。

其实无论什么食物，都需要量的控制。无论是不是合法生产商，如果不加以量的控制，美美的味道都会让孩子一直留恋其中，结果呢，先不说上面提到的重金属、添加剂等的大量摄入，这些零食的大量进食就会占据孩子进食其他健康食物的空间，影响均衡膳食所需要获取的很多营养素的摄入，能量摄入超标，长此以往就成了不折不扣的"虚胖"，还养成挑食偏食的毛病，可能会对健康成长造成不可逆转的影响。那到底小朋友的零食该怎么选呢？

该怎么为小朋友选零食

为孩子选择健康的零食是一件家长都想做但是却很难做好的事儿,怎么选零食才是正确的呢? 来,教你几招零食选购法宝。

第 1 招,低盐、低脂肪、低糖的新鲜天然食物可以经常买。

零食主要是作为两餐之间的食物补充,新鲜天然的奶类、豆类、水果蔬菜等都是低能量、低脂肪、低盐、低糖的食物,还含有对孩子生长发育有益的优质蛋白等,是平衡膳食的重要组成部分。这类食物可以经常食用,而且作为推荐的零食。

奶和奶制品,豆类及豆制品:主要提供优质的蛋白质和高吸收率的钙源,保证生长发育,增强骨密度。

新鲜的果蔬:保证正常的维生素、矿物质、膳食纤维的摄入。尽量吃整块儿的水果,特殊情况下再选择不加糖的鲜榨果汁或蔬菜汁。

未加工的谷薯类食物:如燕麦、玉米、全麦面包等,含有碳水化合物和膳食纤维,给予身体适量能量补充。

第 2 招,脂肪、盐、糖含量中等的食物适当购买。

含有中等量的脂肪、盐、糖的食物,往往不是新鲜的天然食物,这类加工后的食物每周可以摄入 1 ~ 2 次,当然不吃更好。

纯天然晒干的果干类:如苹果干、香蕉干等。(非纯天然晾干的果干,可能会含更多的糖分和食品添加剂,不做儿童零食推荐。)

简单处理的肉干类:牛肉干、鱼片、鱼罐头等。加工的肉制品高盐,不建议过多摄入。

果汁含量超过 30% 的果（蔬）饮料。

第 3 招，高脂肪、高糖、高盐的食物最好不买。

有很多的零食，虽然口味诱人，但是含有较多脂肪、糖、盐等，营养价值低，不利于孩子健康，所以这类食物最好不选用，如果特别想吃，学龄儿童每周食用不超过 1 次，学龄前儿童建议每月食用 1 次。这类零食包括奶糖、水果糖、冰激凌、炼乳、奶油蛋糕、炸鸡、炸薯条、薯片、可乐、方便面等。

第 4 招，远离反式脂肪酸，留意氢化油脂。

反式脂肪酸的过多摄入会对孩子的健康造成不良影响。在标签配料表中反式脂肪酸常见的表述形式是：氢化植物油、部分氢化植物油、氢化棕榈油、氢化大豆油、氢化脂肪、部分氢化脂肪、起酥油、人造奶油、人造黄油、代可可脂、植脂末等。《预包装食品营养标签通则》规定，如食品配料含有或生产过程中使用了氢化和 / 或部分氢化油脂，必须在食品标签的营养成分表中标示反式脂肪酸含量。所以，为孩子选购包装食品的零食，明确标明含有反式脂肪酸或它的代名词的不建议购买。

第 5 招，使用防腐剂、甜味剂的食物最好不要买。

虽然国家对食品添加剂的使用种类与剂量等都有了强制标准，食品生产商在这些标准内生产的食品是安全的，但是这些标准的制定是基于成年人参考设定的，并没有针对儿童的添加剂限量标准。所以，对于处在生长发育期、肝肾功能发育尚不完善的儿童来说，尽量不吃这类食物。

我国被批准使用的食品防腐剂有：苯甲酸钠、山梨酸钾、脱氢乙酸钠、丙酸钙、双乙酸钠、对羟基苯甲酸丙酯、过氧化氢等。

我国允许使用的甜味剂有：甜菊糖苷、三氯蔗糖、阿斯巴甜、甜蜜素、甘草、罗汉果甜苷、糖精、木糖醇、山梨糖醇、赤藓糖醇、麦芽糖醇、甘露醇等。

最后还要提醒各位家长,孩子的食物最好选择新鲜、天然的,如果是经过了加工的包装食品,一定选择在正规的超市或商场购买,生产厂家的资质也很重要,那些三无产品、五毛钱零食还是不要买,不仅家长不要买,也要教育孩子少吃不健康的零食。

如何戒掉不健康的零食

前面说了这么多,我们都明白了:零食没有错! 错就错在零食的选择和吃零食的时机上。当我们选择了健康的食物作为零食,而且在不影响正餐的情况下食用,那零食就可以帮我们补充正餐中吃得不太够的蔬菜、水果、牛奶、豆类等。但是,如果我们在选择零食的时候选择了不健康的零食,比如高能量的一包薯片吃下去,摄入的能量几乎相当于 500 克苹果的能量,长此以往放任自己,高能量、高油盐糖的超量摄入将给孩子的健康埋下很大的隐患。所以,不健康的零食,最好不吃,或者少吃! 怎么控制呢? 如何戒掉那些不健康的美味呢?

首先,让孩子正确认识零食,了解不健康零食的危害。

父母不让孩子吃不健康的零食,是因为担心会影响孩子的成长,对孩子生长发育有危害。孩子对于市面上形形色色的零食的判断只停留在感官和味觉,什么好,什么不好,为什么不好,孩子都是不知道的。所以,作为家长,可以从身边的点滴给孩子开展营养教育,告诉孩子什么是健康的零食,健康的零食对健康有什么帮助,不健康的零食有哪些危害。让孩子了解零食的知识,从小就可以树立正确的零食价值观。

其次，不要武断完全拒绝零食，养成良好的习惯更重要。

完全不吃零食的做法稍微有点太过，因为孩子就是这样，如果家长完全不让接触的东西，可能会刺激孩子的好奇心，反而产生更大的兴趣。所以，我们应该尊重孩子，尊重自然规律，让孩子有了解和认识食物的权利和机会，但是，千万不可以将不健康的零食作为对孩子的奖励或者惩罚。我们需要戒掉的是孩子吃不健康零食的习惯。

教会孩子选择零食的正确方法，将健康饮食变被动为主动。

孩子认识了零食后，在日常生活中，可以通过一些小工具和方法来选择。

想要选择零食，一定选择正规经营的商店和超市。选择正规厂家生产的合格产品，路边摊食物卫生和安全得不到保障。

营养成分表也是判断零食是否健康的工具。可以通过看营养成分表中的能量、油、盐、糖的含量和相对应的"营养素参考值 %"，这个值就很直观地反映出这个食物所含营养素占正常推荐的比例（还要注意成分表中是每份还是每 100 克）。

选择加工过的包装食品作为零食，那么尽量买小份。既不会太占肚，还能有效地控制零食所带来的能量等的过量摄入。

零食不是洪水猛兽，家长对于零食也无须听之色变。只要处理好孩子对零食的认识和态度，养成健康的食物选择习惯就是迟早的事。

孩子只吃零食不吃饭怎么办

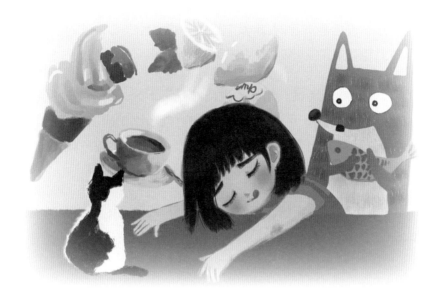

很多胖孩子都有只吃零食不吃饭的毛病,在吃饭的时候,表现得非常"斯文",从来都只吃一小口。饭后却胃口大开,薯片、方便面、火腿肠,轮番上阵。

家长也知道这样不好,可孩子就是不爱吃饭,尝试了很多种方法都不起效,很是让人头疼。孩子只吃零食不吃饭,那是你方法没有选对。从这几方面下手,保准孩子爱上吃饭。

要做到言传身教,以身作则。树立正确的零食观很重要,而这并不只针对孩子。正所谓言教不如身教,小孩子的模仿能力极强,如果大人们本身的饮食习惯不正常,或者也随时随地吃零食,自然也就没有对孩子的说服力。所以,想要孩子放弃零食,回归正餐,家长就要树立好榜样。此外,家庭就餐氛围也很重要,家长要尽量陪孩子一起吃饭。

固定开饭和零食时间。每日三餐时间要尽量固定,有利于孩子胃肠道规律养成。孩子必须吃完自己的那一份餐,如果吃不完或不吃,即便其他时间再饿,也不应迁就,更不要再给他任何零食,或者避免让他接触到零食。久而久之,孩子便会养成定时、定量吃饭的习惯。给予零食的时间也要相对固定,尽量避免在餐前 2 小时以内吃零食。

增强孩子食欲是关键。如果不饿自然吃不下饭,若只一味地强迫孩子进食,只会起到反作用。可以试着促进他的食欲,比如增加白天的活动量,运动带来能量消耗自然会食欲大增。另外,可以适当给孩子补充一些益生菌,用以改善肠道功能,促进消化。

多在餐食上下功夫。在饮食均衡的条件下,一方面,要丰富食材和菜品的种类,无论是烹饪方式还是膳食颜色方面要多征询孩子的意见。另一方面,可以让孩子参与做饭的过程,体会做饭的乐趣,增加其参与感,让吃饭变成一件有趣的事情。

储备健康零食。家庭中零食贮存量宜少,且尽量以健康零食来替代,选择低糖、低脂肪、低热量的零食,如新鲜水果、全麦饼干、坚果类、海苔、鲜奶、酸奶等都是不错的零食。

此外,在日常生活中要时刻传递给孩子少吃零食,按时吃饭的意义。尤其是当孩子健康出问题的时候,可以择机向孩子解释饮食与健康的关联,强化其按时吃饭的意识。

孩子就是爱喝含糖饮料怎么办

绝大多数的孩子都喜欢喝甜甜的饮料,这已经成为不争的事实,尤其是像可乐、红茶和乳饮料这些本身就口味独特，又很流行的饮料更受孩子们的欢迎。

甚至有些孩子，只喝饮料而不爱喝水，这样带来的问题就更大。《中国儿童含糖饮料消费报告》指出：近年来，我国儿童喝含糖饮料的行为越来越普遍，含糖饮料的饮用量也显著增加。从 1998 年的人均每天 329 毫升，到了 2008 年的每天 715 毫升，现在的孩子喝的可能更多。

有的家长认为这样挺好，多喝点含糖饮料没事，又有营养，还能补充水分，其实这种观点非常的错误，含糖饮料对孩子健康的伤害其实非常大。

很多孩子胖的根源可能就来源于含糖饮料。研究发现，市场上绝大多数饮料中的含糖量在 8% ~ 11%，一瓶容量为 500 毫升的饮料，糖的含量可能在 40 ~ 55 克，而《中国居民膳食指南（2022）》中建议每日的添加糖应该控制在 25 克以下，单凭饮料中的糖分就妥妥超标了。《中国儿童肥胖报告》中也指出，含糖饮料已成为造成我国儿童肥胖的重要因素。按照每天喝715 毫升计算，能量就可能高达 315 千卡。这些能量最终都会变成孩子的脂肪，堆积起来也就铸就了肥胖的身材。

此外，饮料中往往还添加了过多的碳酸和添加剂，不仅会增加孩子龋齿的风险，还可能会干扰消化系统的功能，影响孩子的骨骼健康，甚至诱发 2型糖尿病。

对于那些孩子不爱喝水就给含糖饮料的父母，也该醒醒了，含糖饮料不能代替喝水。

很多家长在抱怨，可孩子就是不爱喝水咋办？一点水不喝危害不是更直接、更大？的确如此，问题的关键还是要让孩子喝水，除了以身作则之外，还有以下小建议。

做好孩子的健康教育引导。用图书、图片、故事等形式让孩子了解含糖饮料和肥胖的危害。同时,教会孩子看营养标签,学会选择低糖或无糖的饮料。

引导孩子养成喝白水的习惯。清晨和睡前让孩子喝一杯水,逐渐让他接受白水的味道,养成喝水的习惯,随着时间的推移,口渴自然会想起喝水。

对于不适应白水口感的孩子,初期可以用健康的饮品替代饮料。如用新鲜柠檬切片或薄荷叶泡水、不添加糖的鲜榨果汁等逐步代替含糖饮料,可以让孩子在味觉上有一定的满足。

以增加运动消耗能量的方式,引导孩子戒除饮料。例如一听含糖饮料约含 150 千卡能量,孩子需要慢跑 30 分钟才能代谢掉,喝饮料的前提就是需要跑步 30 分钟,二者权衡孩子最终就会放弃喝饮料的念头。

为孩子选择一个便于携带又喜欢的水杯很重要。要让他随时随地都有水喝,这也就降低了对饮料的需求。

同时,尽可能地不要让孩子过早接触饮料。年龄越低,越缺乏自控能力。对于已经成瘾的孩子,也要在他的生活圈子里降低饮料的出现频率。戒除含糖饮料是需要一个循序渐进的过程,不可能一蹴而就,可以制订一个计划,慢慢实现。

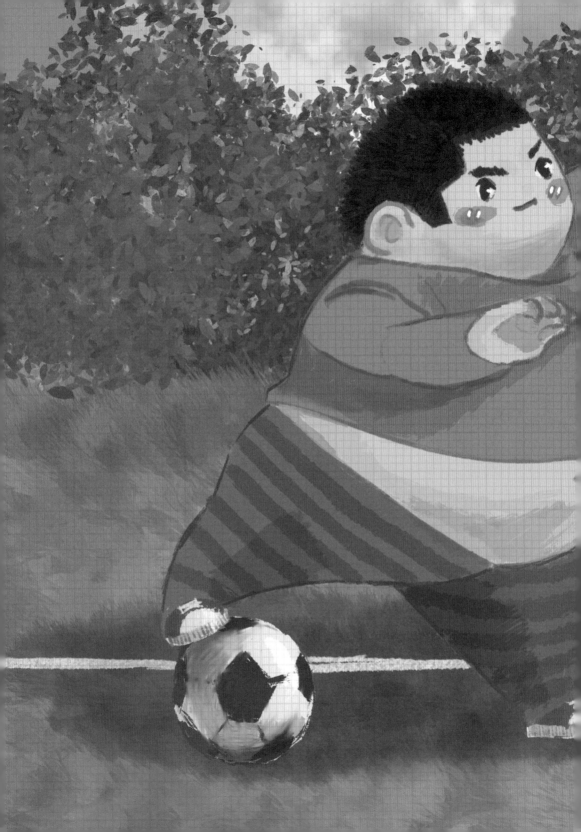

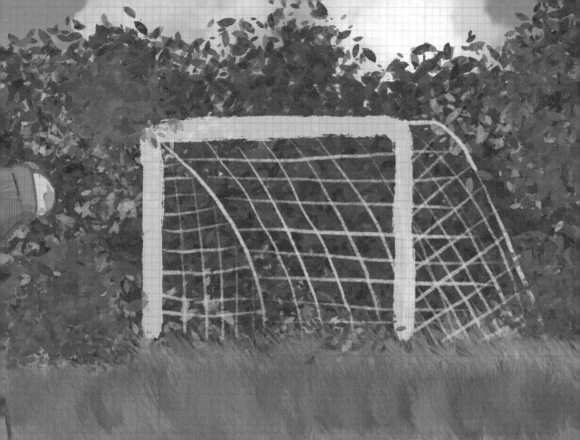

儿童减肥的运动处方

运动对减肥的作用

提起减肥,大家能想到的除了"控制嘴",那就一定是"迈开腿"了。事实上也的确如此,在减肥的过程中,运动是不可或缺的,或者说,没有运动的减肥是不完整的。

为什么这么说呢?原因有以下三个方面。

运动可以消耗大量的热量,有助于燃烧脂肪。每天坚持一定时间的运动,可以在确保不长肉的同时,减掉多余的脂肪。而且,在运动过程中,对脂肪的燃烧作用也体现在均衡性上,体内不同部位的脂肪都有机会被燃烧掉。

运动能够调节身体的基础代谢率,增加能量消耗。基础代谢率决定了体内能量的代谢与储存,适当地提升基础代谢率有利于燃烧更多的能量,避免肥胖的发生。

运动的过程其实就是增加肌肉细胞活性的过程,肌肉细胞和组织大量增生,从而需要更多的能量供给,这种情况下不仅运动时的能量消耗会增加,就连静息状态下的代谢也随之增强。研究发现,不经常运动的人,偶尔运动一个小时可以消耗 500 千卡的热量,经过一段时间的训练,身体运动能力提高后,可以一小时消耗 700 千卡的热量,可见运动能够有助于增加身体的整体能量消耗,避免过多的能量以脂肪的形式储存。

运动能够避免减肥后的肥胖反弹。更多人担心的是,减肥成功以后,如果稍不注意饮食可能肥肉又会悄悄爬回来。的确,复胖的问题是很多人最痛苦的事情,长期坚持的结果可能在几个月内付之东流。如果想保持身材,又怕控制不住嘴,那最好的办法就是坚持运动。坚持适宜的运动就像是出水口,可以把多余的能量消耗掉,降低复胖的风险。

难道您没有发现，周围热爱运动的人其实也都是吃货吗？为什么他们能吃却也依然不胖呢？就是因为运动量在那，只要运动带来的消耗能够坚持住，无论是减肥还是防止复胖都不会是问题。

生命在于运动，适量的运动有益于健康，其实不管孩子胖不胖都是需要运动的。运动不仅仅对保持健康体重有益，还有很多的健康益处。运动可以增进人体的心肺功能，改善耐力和体能，还有调节孩子的心理平衡、减轻学业的压力、缓解焦虑、改善睡眠等作用。

所以让孩子动起来吧！

孩子就是不爱运动怎么办

很多家长都发现一个问题，自己家的孩子白天上学、课后上补习班，家庭作业写到很晚，空闲的时间寥寥无几，而在这有限的休闲时间里，孩子大多也是看电视、玩手机、玩平板，很少会出去参加一些体育活动。面对这些赶都赶不出去的小懒虫，家长们不禁焦虑起来，孩子就是不爱运动怎么办？

其实，很多家长可能没有意识到，孩子没有运动的习惯，很大程度和成长环境有关。

家长在一天繁忙的工作之后，回到家也多是做家务、辅导孩子学习，有点空闲时间就刷刷手机，保持长期体育锻炼习惯的家长并不多，并没有给孩子一个很好的榜样。

有的家长则认为孩子身体好不生病就可以了，重要的就是吃好、营养好，没必要专门花时间锻炼身体。还有不少家长对孩子过度呵护，怕孩子运动时累着或受伤，甚至孩子不想上体育课，就给他们请病假。久而久之，孩

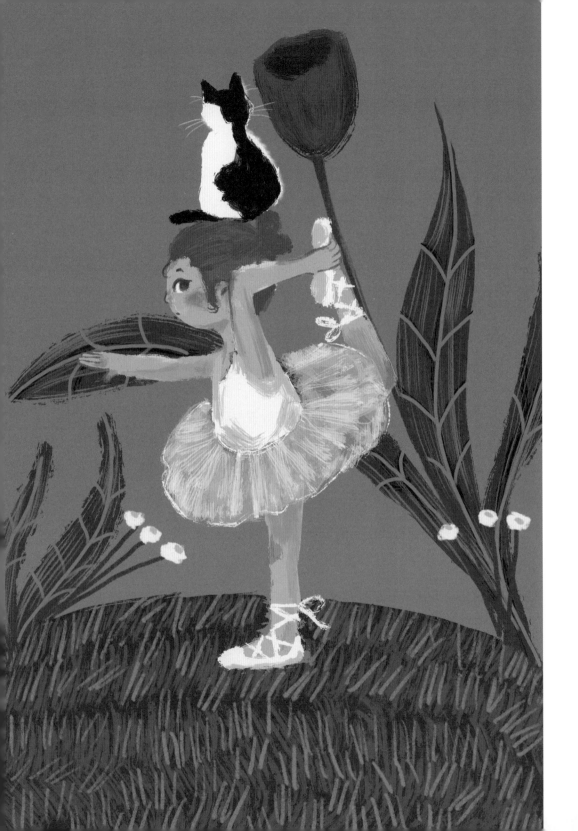

子越来越不愿意运动,玩手机、玩平板可能成了孩子最常见的休闲方式。

实际上,孩子正处在生理发育和心理素质发展的敏感期,运动不仅能够促进孩子的身体成长,在孩子保持身心的健康方面还起到很重要的作用。所以,让孩子养成自觉锻炼身体的良好习惯,对他们的成长是十分有益的。

家长们也逐渐意识到这个问题的重要性,但冰冻三尺非一日之寒,不良习惯的养成是长期的,纠正起来也不是那么容易,我们可以从多个方面入手。

榜样的力量是无穷的。家长以身作则,带领孩子去运动。家长同孩子进行对抗类的运动,如羽毛球、乒乓球,或者和孩子进行比赛,更容易激发孩子的兴趣。相反,家长什么都不做,玩着手机去监督孩子运动,则会引起孩子的逆反心理,感觉体育锻炼是一种负担。

找到孩子的兴趣所在。很多时候孩子并不是真正地对运动不感兴趣,而是家长没有正确的引导。有的孩子喜欢跑跑跳跳,有的喜欢球类运动;有的孩子喜欢对抗竞赛,有的喜欢一个人玩。作为家长,最好多带孩子去尝试,找到适合孩子和孩子喜欢的运动方式,让运动不再成为孩子的负担。

循序渐进,切勿急于求成。有的家长急于求成,想让孩子立刻就养成天天运动的好习惯。不同年龄段的孩子,都有叛逆期,不断的催促和冰冷的监督,往往会适得其反。开始的阶段,可以根据孩子的具体情况,运动的时间短一些,强度弱一些,间隔的时间长一些。当孩子慢慢对运动产生了兴趣,找到了适合自己的运动方式,再逐步地增加运动的时间、强度和频率。低龄的儿童,注意力保持的时间很短,也容易疲劳,更要注意保持孩子的兴趣,以免导致逆反心理。

还要注意孩子运动的安全,孩子还处于生长发育阶段,一点小的伤害对孩子可能都是终身的影响,所以要给孩子一个安全的环境,也要注意运动中的保护,同时不要让孩子过度疲劳。

作为家长,我们不要让运动成为家庭教育的盲点,以身作则,培养孩子良好的运动习惯,可以促进孩子的身心健康,让孩子受益终身。

适合孩子的运动减肥方法

都说运动最能减肥,其实孩子也是一样,选择一个适宜的运动方式消耗多余热量,就能达到减肥的目的。但是问题来了,什么运动方式才适合孩子呢? 撸铁? 瑜伽? 还是对抗性运动?

与成年人减肥不同,儿童更要精细区分。不同年龄段儿童的生理特点差别较大,故在运动减肥策略上也应有所异同。比如说,6 岁以下儿童运动系统发育尚未完善,并不适合高强度的身体运动。下面咱们就来介绍不同年龄儿童适宜的运动减肥方法。

学龄前儿童阶段(3 ~ 6 岁)

对于学龄前儿童,适于增加身体活动量,而非控制饮食。这个年龄段的孩子正处于认知和身体高速发育期,营养供应非常重要。同时也正处于饮食习惯的培育期,因此不建议严格采用控制饮食的方法减肥,最佳的方法还是增加活动量。

之所以提及增加活动量,而不是运动量,原因在于学龄前儿童身体协调性尚不完善,应以树立运动观念为主,而非强调运动的标准性。具体来说,家长可以利用玩具,通过做游戏发展他们的动作控制能力。

比如 3 岁的孩子可以练习坐位体前屈、跳舞等。4 岁以上的孩子可以练习单脚跳、跳绳、踢毽子，或用手接球、投篮、踢足球。5 岁以上可以练习舞蹈、跆拳道、健身操等。6 岁以上可以骑自行车、轮滑、游泳等。

需要注意，这个时期，孩子每次活动时间不要太长，3 ~ 4 岁控制在 30 分钟以内，5 ~ 6 岁控制在 45 分钟以内，每天保证运动 1 次，或者每周 7 ~ 10 次即可。

学龄儿童阶段（7 ~ 12 岁）

学龄儿童可以运动加饮食调控达到减重的效果。该年龄段儿童属于青春前期，其力量、速度和耐力有所提升，更加爱动，跳跃、球类运动技能变得更精细，表现出灵活性、平衡性、敏捷性和力量感等特点，简单运动已经无法满足他们的需求，可以定向培养其运动能力。

主要以有氧运动为主，比如跆拳道、击剑练习等，还可以做些小的负重力量训练，如仰卧起坐、哑铃操等。有条件的话，可以尝试一些器械练习，比如轮滑，或参与集体运动，如打乒乓球、打羽毛球等。此外，要重视学校组织的体育课，这是最起码的运动保证，课上可以常做跳绳、仰卧起坐、50 米折返跑等练习。

但由于该年龄段骨骼相对脆弱，当受到强烈的运动力冲击时，难免会影响骨骼健康，影响身高发育，同时要采取保护措施，避免过于剧烈或对抗类运动，强度和时间也要做好把控。一般来说以每次 30 ~ 60 分钟为宜，每天 1 ~ 2 次。

青少年期阶段（13 ~ 17 岁）

青少年期的孩子宜采用饮食控制加运动增肌。进入青春期，孩子的骨骼质量和肌肉含量激增，17 岁时已经接近成年人水平，其爆发力、速度、耐力快速增长。运动上采用有氧运动结合抗阻运动。此阶段，根据性别的不同，可以区别选择运动形式。男孩可以做一些需要力量和速度，对抗性、爆发性的运动项目，如长跑、足球、篮球、排球等，也可以进行器械锻炼。女孩则推荐长跑、瑜伽、骑自行车、舞蹈等有氧运动，非常适合其性格特点。另外，无论男孩还是女孩，这个阶段都需要进行一定的力量训练，以促进肌肉体积与力量增长。

建议这个时期的孩子，每次运动时间控制在 60 ～ 120 分钟，每周运动 3 ～ 5 次，运动强度可以达到成年人水平。

归纳起来，就是在选择上要符合家庭和孩子的特点，而且易于实行和坚持。由于肥胖的孩子体重大、心肺功能差，所以在运动形式和强度上不建议以减肥效果作为主要指标，而是要以孩子的心率为标准。运动时的减脂心率达到个人最高心率（最高心率 =220- 年龄）的 60% 就可以达到减肥效果。比如 10 岁的孩子，运动时心率保持在 120 ～ 130 次 / 分就可以了，如果太高就会有危险。

总之，无论选择何种运动形式，都要遵循循序渐进的原则，建议以 1 个月为 1 周期，待孩子适应后，逐步增加运动量。对孩子的每一点进步都应给予充分的鼓励，而且在进行减肥的同时，也不可忽略了孩子的正常生活和娱乐。

运动减肥更要注重安全

运动减肥对于儿童而言，不仅能够有效控制体重、改善脂肪的比例，还能强筋健骨，促进代谢，有效提高身体的抵抗力和免疫力。肥胖儿童运动减肥的同时更要注意安全，要科学、有效地运动需要注意以下禁忌。

忌短期快速减肥。短期快速减肥在儿童中并不提倡。人从正常体重到肥胖，一般要经过数月或数年，在此过程中，身体的各个器官，如心、肺、肾脏等已经逐渐适应了高体重状况。短期快速减肥（例如一星期减去好几千克）一般减去的是身体的水分，人体体液快速丢失，使心肺和肾脏等器官一时难以适应，容易出现循环系统问题，导致肾功能损害，甚至会增加患心血管疾病的风险。

另一方面，以人体丢失水分为主要方式的减肥难以持久，一旦减肥措施停止，体重会恢复到原有水平，体重大起大落，对身体健康有害。

肥胖儿童进行减肥的过程中，不少家长急于知道孩子在多长时间内能减去多少体重。而实际上，儿童减肥用体重下降绝对值来衡量效果是不恰当的，因为孩子的身高在不断增长，如果能保持体重不增加或缓慢增加，便达到了减肥的效果。

一般来说，儿童减肥速度控制在每月相对体重减少 1.5 ～ 2 千克较为合适。儿童减肥主要是控制造成儿童肥胖的两大主要因素，一个是饮食过量，一个是运动过少。那么家长能做的就是控制孩子的饮食，想办法增加孩子的运动量而达到减肥目的。

忌过量运动。肥胖儿童进行体育锻炼的原则是循序渐进、逐步加量，目的是减轻体重，促进体脂消耗，改善心肺功能。在过量运动时，为防止能量进一步消耗，人会感觉极度疲劳、浑身无力、大脑反应减慢，如果长时间过量运动，会使大脑功能受损，尤其是儿童，过量运动极易出现注意力不集中、失眠、健忘，甚至缺氧等现象。

不宜进行肌力训练。儿童生长发育时都是先长身高，后长体重，而且他们的肌肉力量弱、极易疲劳。也就是说，身体发育以骨骼生长为主，还没有进入肌肉生长的高峰期。如果这个时候让孩子过早进行肌肉负重的力量锻炼，一是会让孩子局部肌肉过分强壮，影响身体各部分匀称发育；二会使肌肉过早受刺激变发达,给心脏等器官造成较重的负担;另外还可能使局部肌肉僵硬,失去正常弹性。所以,父母不要让孩子从事大人常练的引体向上、俯卧撑等力量练习。如果要练习肌肉力量,从初中一、二年级开始比较合适。

不宜进行长跑、负重跑。长跑属于典型的撞击运动,对人体各关节的冲击力度很高。孩子经常长跑锻炼,对关节处的骨骺发育不利。尤其是在坚硬的马路上进行冬季长跑时,对关节冲击力更大,骨骺容易出现炎症,从而影响孩子长个子。长跑也是一项心脏负荷运动,儿童过早进行长跑,会使心肌壁厚度增加,限制心腔扩张,影响心肺功能发育。另外,儿童时期体内水分占的比重相对较大,蛋白质及无机物的含量少,肌肉力量薄弱,若参加能量消耗大的长跑运动,会使营养入不敷出,妨碍正常的生长发育。捆绑着沙袋进行负重跑,孩子的跑姿容易变形,错误动作容易导致运动损伤。

针对少年儿童身体发育特点,父母可以让孩子进行跳绳、弹跳、跳皮筋、拍小皮球、踢小足球、打小篮球、游泳等体育运动来减肥,这些项目既有助于增加孩子的身高,又不会伤害身体。另外,对于尚未发育成熟的儿童,一次运动时间最好不要超过一个小时,间隔十几分钟,休息一会后再运动。一天的运动量不能过大,以运动后孩子不感到疲劳为限。

三天打鱼两天晒网式运动能减肥吗

三天打鱼两天晒网式的运动能减肥吗? 答案是,不一定。

这和你的身体现在是否处于平台期、运动的种类、时间间隔、摄入的热量变化、每次运动的有效度、运动强度等方面都有关联。

假设孩子的身体质量指数 [身体质量指数 (BMI) = 体重 (千克) ÷ 身高

的平方（米^2）] 大于 25 千克/米^2，甚至超过 30 千克/米^2，从减肥开始之后，每天摄入的热量恒定不变，每 3 天运动一次，每次能够认真有效地完成运动，并且每次的运动强度都足够大。那么三天打鱼两天晒网式的运动是可以减肥的。之前我们谈到过减肥最基本的原理，就是减少摄入的热量，增加热量的消耗。如果满足上述的假定条件，那么实际上热量的消耗是在增加的。但是由于身体活动消耗的热量只占身体热量消耗的 30%，而且运动是三天打鱼两天晒网式的，那么这个热量消耗过程会变得异常缓慢，减肥的效果在相当长的一段时间内，可能是肉眼不可见的。而且根据选择的运动种类不同，比如选择持续性有氧运动、高强度间歇运动或者抗阻运动，减肥的效果也是截然不同的。

一些科学研究发现，在同样的运动量下，我们负担的重物体运动后的过量氧耗要比负担轻的物体多。换句话说，如果我们做力量训练时，采用大重量少次数的模式，其效果要比轻重量高次数的模式更好。

如果孩子减肥的时间并不充裕，可以考虑在孩子的身体适应运动状态后，增加高强度间歇运动和力量运动的占比，提高孩子的运动强度，减少孩子的运动时间。从而提高孩子的过量氧耗，在运动结束后的几天也能够产生减肥效果。

饥饿 + 运动减肥更靠谱吗

为什么很多人都觉得饥饿 + 减肥比单一的饥饿或者单一运动看起来更加靠谱呢？因为减肥的本质无非就是通过各种方法使消耗的热量大于摄入的热量，来制造热量缺口，从而使身体被动消耗脂肪之中储存的热量。而饥饿 + 运动看起来似乎可以比单一的饥饿或者单一的运动更快更好地制造热量缺口，所以饥饿 + 运动就更靠谱了。

想到这里，很多妈妈的小算盘开始打得噼里啪啦地响了，孩子少吃一点、多运动运动就能瘦下来了吧？但是不好意思，还有一位"同志"在减肥这件事情上算盘打得更精。

根据基因节俭假说，在人类漫长的历史中，也就是在近百年地球上部分地区才解决了饥饿问题，在之前更加漫长的时间中，绝大多数的人都时刻面临着饿死的风险。不同人种基因最根本的任务就是改造本人种的身体使之更加适应其周围的环境，从而使此人种基因延续下去。所以为了可以活下去，我们的祖先尽可能把所有不能摄入、转化、储存热量的基因都毫不留情地抛弃了。

放到食物匮乏的年代，这绝对是天赋异禀。但到了近代，由于社会进步的速度远远地超过了基因进化的速度，于是悲剧就发生了。

1970 年，随着对人体激素（荷尔蒙）的深入研究，学术界提出了体重设定点理论。根据这个理论，人体的体温、心率、血压等都是由身体自动控制在一定的恒定范围内，该理论认为体重与体脂肪也是如此。根据你长期的饮食和运动习惯带来的能量的摄入与消耗差值的波动，身体的激素将身体维持在了一个相对恒定的范围内。如果你在极短的时间内大量摄入食物，身体的激素及其他因素也会帮助维持体重，不会使其突升突降；反之，亦然。除非你开始长期摄入大量食物，这个时候身体就会重新设定体重设定点。

所以，减肥真的是一个长期的过程。

虽然减肥是一个长期的过程，但是你真的想要欲速且达。所以你开始不满足于只让孩子少吃一点，你开始让他吃得越来越少，甚至在不知不觉中让孩子节食，开始处于一个饥饿状态，并且依旧督促他坚持运动。你觉得，摄入如此之少，身体总得开始消耗脂肪了吧。一个月后，你自信满满地让孩子站上体重秤，你果然看到了一个让自己满意的数字。

但事实真的如此吗？孩子的减肥真的开始了吗？

我们前面提到过，基因比我们在身体的调节上更加精明。脂肪是用来度过漫长的饥荒期的终极法宝，作为最后的秘密武器，脂肪基本上是最后登场。而在消耗脂肪之前，身体如何来适应这一变化呢？

答案就是四个字——开源节流。

身体是如何开源的？由于身体不会一开始就把目光放在脂肪上，但是身体又迫切需要满足人体 1 天所需的新陈代谢能量，于是人体其他成分变成了牺牲品。首先，是人体内的肌糖原和肝糖原，这是人体内较为直接的供能物质。身体每储存 1 克的糖原就会储存 3 克的水，但其所储存的能量不到脂肪的 1/2。通常来讲，3 ～ 5 天的饥饿再配合运动，糖原的储量就可以消耗掉七七八八，所以在饥饿减肥的初期体重快速下降是因为糖原及其附带的水分减少带来的。但是，糖原及其附带的水分密度大，所以结果就是体重是下降了，而人还是肥嘟嘟的，身体的肥肉该在哪的是一点儿没挪位。其次，根据爱因斯坦医学院的研究，老鼠节食之后，下丘脑的神经元开始分解构成细胞的蛋白质。不仅是大脑中的蛋白质，心脏蛋白质也有可能会分解供能。分解构成器官的蛋白质对于发育完全的成年人而言都会损伤身体，更不要说是尚处于生长发育过程中的孩子们。

除了生理上的原因还有心理上的，下丘脑主要调节摄食、饮水、性行为、打斗、体温和活动水平。当下丘脑开始吞噬自己的细胞和蛋白质时，就会加重我们的饥饿感。另外，美国的另一项研究表明，节食期间人们承受着比平时大得多的心理压力，他们更加无法抑制对高糖、高脂肪食品的渴望。更加糟糕的是，这种渴望不会随着节食结束而消失，反而会一直残存在人的身体当中。

那么，身体又是如何节流的呢？对于成年人而言，节流更多的是降低身体的基础新陈代谢,这就意味着你做同样的动作,消耗的热量却不如以前多了。换句话说,你成了所谓的易胖体质。但对儿童而言,由于节食使营养摄入量变少,一部分用于生长发育的蛋白质被分解用来提供身体所需要的热量,如果节食长期持续下去,孩子的身高、体重、运动、智力发育可能都要落后于同龄儿。同时,节食带来的营养不良会对孩子的免疫力产生影响,突然有一天你可能会发现,最近这段时间孩子去医院的次数明显增多,而且面对繁重的课业,孩子明显力不从心了,但是你又没有办法责怪他,因为他最近一直在生病。

饥饿 + 运动的减肥模式确实能让体重秤上的数字好看多了。但对孩子却产生了难以估量的负面影响,而且由于孩子的生理和心理都处于发展形成的过程中,该模式带来的负面影响,甚至可能影响到孩子未来的心理和性格。

但减肥期间,饮食是一定要进行控制的,如果不对饮食加以控制,仅靠运动是难以消耗掉身体内多余的热量。不能节食,但需要控制体内摄入的热量。

减肥期间确实需要减少热量的摄入,但这不代表着需要饥饿,尤其是处于生长发育过程中的孩子。这个时候更应该跟食物"合作",从而在饮食上控制热量的摄入。

停止运动后体重反弹怎么办

可以说,减肥反弹是一个老生常谈的问题。在网络上搜索减肥反弹,可以找到一大堆的案例。有的人说,自己是纯粹依靠节食减肥的,一个月瘦了10 多千克,但由于节食减肥带来了巨大心理压力便忍不住暴饮暴食,结果仅仅一个星期体重就反弹了 5 千克。有的家长可能认为,这是由于不健康的减肥方式导致的,采用运动 + 少吃就不会反弹了。真的是这样吗?

我们的体重为什么会反弹？

我们的身体是个极其精明的管家，如果我们较长一段时间内摄入的热量减少，它就会认为我们正处在食物匮乏的饥荒期，从而降低我们的基础新陈代谢从而减少能量的消耗，在这个过程中我们变成了所谓的易胖体质。但为了减肥，减少热量摄入可以说是我们必须采取的一个方法。

那面对身体这令人无可奈何的自我保护机制，我们应该采取什么样的方式逃离"易胖体质"陷阱呢？方法有以下三种。

一是永远维持这样的一个热量摄入水平，从此远离蛋糕、奶茶、红烧肉等高热量食物。

二是通过运动增加热量消耗，与此同时加入有增肌作用的运动，提高基础新陈代谢，减肥成功后可以间歇性享受高热量食物。

三是前面两点的结合，减肥效果可观，热量摄入可以比第一条多，运动量可以比上一条少，也可以间歇性享受高热量食物。

但是，人性本懒。大多数人并不能在减肥期间养成良好的运动习惯，最多坚持到理想体重持续一段时间足够形成新的体重设定点之后，便一朝回到解放前，从此和运动说拜拜。与此同时，没了减肥这座大山，嘴巴寂寞得越来越频繁。肌肉在时间中流失，而肥肉在时间里回归。

但孩子的减肥成果来之不易，作为家长又该如何帮助自己的孩子远离体重反弹呢？

减肥不能简单依靠节食，一旦饥饿游戏开始，体重反弹可以说是无法避免的。因为节食减肥作为一种非健康的饮食习惯，是难以长期持续下去的。一旦恢复正常的饮食状态，体重反弹是在所难免的。那么有没有一种方法可以让我们在停止运动和量化饮食后还能够防止体重反弹呢？当然有。

一个人食物摄取量的多少，不仅仅取决于他个人的主观意识，即他对食物的偏好程度，还和食物的口感以及周围的进食环境等有很大的关系。通过进食行为和周围环境来减少一个人的进食数量，可以减少孩子主观上的痛苦。而且这种更加健康、合理的饮食行为一旦形成，可以让孩子受益终身。具体操作如下。

少食用甚至不食用高糖的饮料和点心。

定量做饭。如果每餐做饭时，根据家庭中每个人的体重和饮食情况定量做饭，则可以在无形中有效地控制一个人的食量。

清理家中所有的即食食品，并且不再购买任何新的即食食品。这是因为我们总会在不自觉中被放在面前的食物吸引，然后不知不觉中吃下远超我们身体所需要的热量。

拒绝油炸、油煎食品，拒绝所有高脂肪类食品。

多吃绿叶蔬菜。新鲜的蔬菜不仅能为孩子的生长发育提供营养物质，同时它的膳食纤维含量较高，可以带给人较长时间的饱腹感，可以让我们吃饱了还不容易发胖。

即使孩子的体重已经到达理想水平，但在饮食上还是不可以掉以轻心。

无论你做什么运动，无论运动强度高低，只要在做运动，那么身体就在消耗能量。尽管停止了规律运动，但是我们还可以通过多动起来，多站起来，来消耗我们身体中的能量。

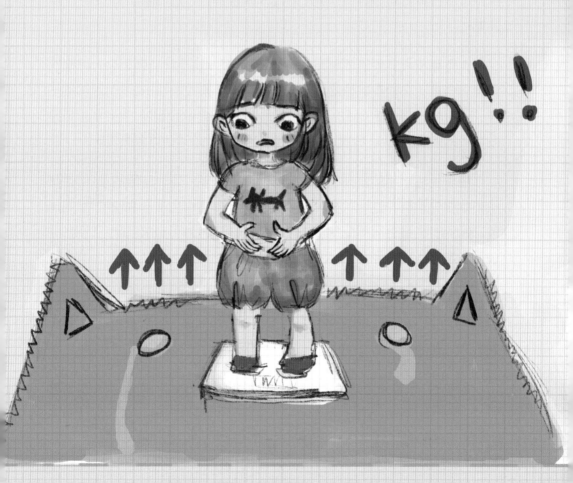

常见的减肥方法有哪些

以往儿童的肥胖往往被家长们所忽视,甚至很多家长觉得孩子胖是身体健康、强壮的表现。随着人们健康观念的深入,家长们发现,肥胖不仅影响孩子的形象,儿童期肥胖一旦没有控制好,会直接引发成年肥胖,成年后患心脑血管疾病、糖尿病、哮喘等疾病的风险也更高。那么儿童该如何减肥呢?和成人减肥一样吗?下面我们来聊一聊儿童减肥的问题。

儿童的身体正处于生长阶段,很多成人采用的减肥方法,对孩子来说都是不适合的。首先,不能采取过度的饥饿疗法,摄入的营养成分不能满足身体的需求,不但容易导致各种疾病,还会影响孩子的生长发育。其次,不要给孩子服用减肥药,所有的药物,对成人来说都有一定的副作用,更何况是儿童。

儿童和成人健康的减肥方法一样,都是控制饮食和加强运动。控制饮食和加强运动必须有机地结合起来。处于成长阶段的孩子,没有足够的热量,不能完成一定量的运动;而运动之后,孩子的食欲会增加,也容易造成控制饮食的失败。所以,合理地掌握二者的平衡,才能达到理想的效果。

由于生活水平的提高,给孩子创造了吃得方便、吃得随便的条件,使孩子们始终处于营养过剩状态。很多孩子的饮食结构也是不合理的,呈高热量、高脂肪、高蛋白质和低膳食纤维的特点,同时,为了追求口味,烹调方式偏爱油炸、红烧,少用清蒸、水煮。

一般来说,孩子的饮食应以清淡少盐为主,尽量不吃油腻、过咸、高热量、高脂肪以及烟熏、油炸的食物,用瘦肉、蛋、奶制品、蔬菜、水果、粮食等天然食物合理搭配。

做菜时,尽量采用清蒸、水煮这些健康的烹饪方式。同时,家长应协助孩子改掉不吃早饭、晚上加餐、吃饭速度过快、暴饮暴食、边吃边玩、饭前吃零食等不良饮食习惯。

在运动方面,和成人也不太一样。严格地定时、定量安排运动,很容易让孩子产生逆反心理,尤其是低龄的孩子,最好用游戏、娱乐的形式,让孩子有兴趣参加。运动的量和强度不能过大,不然轻则让孩子产生挫折失败感,重则导致身体健康的损害。运动形式的多样化,则可以产生正面的影响,如利用假日进行郊游、登山等活动,让孩子由习惯运动进而喜欢运动。

年龄大一些的孩子,可以参加一些体育项目的训练,如游泳、球类、跳绳或慢跑等。待孩子的兴趣养成了,形成习惯以后,逐步增加锻炼的时间和频次。运动之后,孩子往往饥饿感比较强,这个时候更要注意饮食的控制,以免前功尽弃。

对于儿童的减肥,重点是合理的饮食结构及适度的运动,同时要注意二者的平衡。家长们要关注儿童的年龄、生理、心理特点,要结合自己孩子的具体情况来制订减肥策略和计划,这样才能起到事半功倍的效果,促进孩子的身心健康。

这些减肥法效果好却伤身,须远离

减肥办法万千种,并不是都适合自家孩子。不要盲目地认为减肥速度快就是最好的,孩子还要长身体、增智力,万一方法用不对,追悔莫及。下面这些所谓的快速减肥法,千万不要尝试。

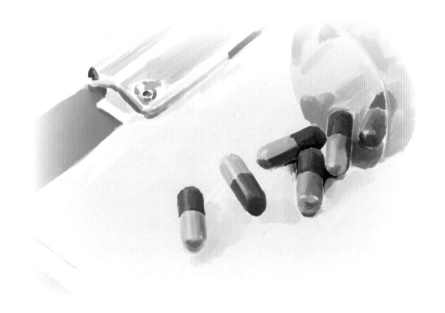

节食减肥法。这是最常见的减肥方法,也是公认最有效的方法,却并不适合儿童。节食减肥法的前提就是最大程度上减少能量的摄入,从源头上降低能量代谢。问题就在于,儿童正处于快速生长发育期,能量对胖孩子既是负担,又是必需营养。而且节食是从广义上把所有食物都省了,这样就会导致生长发育速度变缓慢,还会导致免疫力下降,甚至出现营养不良。节食虽好,却非常容易肥胖反弹,一旦不再控制饮食,体重就会报复性增长,复胖也就自然而然。

生酮饮食法。这是当今在青年人圈里非常流行的减肥法。当人体没有碳水化合物供应时,就会使用体内的脂肪作为消耗能量的主要来源,达到减肥的效果。但这只是一个美好的愿望,当人体长时间没有摄入足量的碳水化合物,最先分解的并不是脂肪而是蛋白质,这样会导致肌肉中的蛋白质分解,肌肉的流失,直接导致运动能力下降。此外,还会导致免疫蛋白不足,导致免疫力下降。而且,酮体对人体也是有毒的,如果人体内长期高酮体水平,就会导致酮症酸中毒,危及健康。

以代餐粉替代正餐。这种方法曾经一度风靡，不仅减肥快，还不会有饥饿感。尤其是某些代餐粉中宣传添加了各种营养素，更适宜孩子减肥，其实不然。代餐中主要成分是人体无法吸收的可溶性膳食纤维，并不产生热量，却也一点营养没有，作用只是填充胃部，让你忘记饥饿。问题就在于无论是骨骼生长、智力提升，还是器官发育的根基都是能量。就像没有了燃油，再好的汽车也跑不动。即便人为添加能量物质也都是纯糖类，这种东西对胰岛冲击还是很大的。与此同时，额外添加的营养素种类和数量上也并不能达到食物的水平。试想，如果咱们真的可以靠补充剂提供的营养素活着，又为何要依赖食物呢？再则，孩子吃代餐粉时间过长，就会产生依赖性，忘记了食物本身的价值和味道，这样也并不利于健康体重的维持。

吃减肥药。吃减肥药可能是最直接有效的减肥方法，而且费用不高，是很多年轻人的选择。但是长期服用减肥药减肥会伤肝肾。部分减肥药中或多或少都会含有一定量的激素，服用过多会影响人体内分泌系统的平衡，导致性早熟的案例也有报道。此外，网络上充斥着一些未经批准的减肥药，违规添加一些处方药物，例如添加治疗糖尿病的二甲双胍，不仅影响肝脏代谢，还会损伤胰岛功能。所以，儿童减肥莫要尝试减肥药。

超声波减肥。超声波减肥是一种新型的减肥方法。通过高频的超声波击碎脂肪细胞膜，让脂肪流入血管中，最后分解脂肪，这种方法具有明显的减肥效果，但是相比其他的减肥方法，危害更甚。因为将大量的脂肪分解进入血管中很有可能会造成组织损伤，除了能够震碎脂肪，同样也有震碎内脏的危险，尤其是儿童器官较为细嫩，风险更大。此外，大量的脂肪进入血管后还可能造成小血管的阻塞，造成动脉栓塞，所以并不推荐使用。

总之，减肥最重要的不是追求速度，而是在保证健康的同时，将体重降到合理的区间。这就要求家长朋友耐心地思考，到底什么方法更适合自家的孩子。

抽脂术减肥真能一劳永逸吗

孩子长胖了，在经历了运动、节食、反弹过程后，总想寻找更方便快捷的方法。这时候带孩子做抽脂术能够一劳永逸吗？

抽脂术，也就是医学上讲的吸脂手术，是医生利用吸脂针管通过皮肤小切口伸入患者皮下脂肪层，利用负压、超声、激光吸引等物理手段，将皮下沉积的脂肪切割或破碎，然后将脂肪碎块吸出以达到减少脂肪的方法。抽脂术适用于体态整形，常见手术部位包括面部、下巴、颈部、肩背、四肢、手脚、上下腹部、侧腰及臀部等。

肥胖程度主要由脂肪细胞的数量和体积来决定的。非手术减肥方法一般改变的是脂肪细胞的体积大小，却不能减少脂肪细胞的数量，而抽脂术是通过手术去除脂肪细胞，减少脂肪细胞的数量，达到局部塑形的效果。国内外研究表明，吸取脂肪，特别是吸取腹部的脂肪，有助于减少冠心病的急性发作、急慢性胰腺炎的发作；有利于继发性高血压、高脂血症、糖尿病患者的药物控制；同时体表面积的减少，能够降低机体的氧耗量，减轻心肌的过重负担。

看起来抽脂术不仅能够塑形而且能够使身体更健康，所以我们就要选择它吗？以下几点值得家长注意。

抽脂术的适合年龄是 18～55 岁。未成年人身体未发育成熟，而抽脂术会影响他们体内正常脂肪的发育，影响激素水平，干扰他们正常的发育，所以抽脂术不适宜未成年人。

接受抽脂术的人必须是体重超标在 30% 以内，同时皮肤弹性要好，没有过度松弛和太多皱纹。超重过多的人不适宜运用抽脂术的方式减肥。

有健康问题的人不适宜进行抽脂术。除精神不正常及心理不健康者不能进行抽脂术减肥外，有内脏器官疾病者，如心血管疾病、高血压、冠心病、高脂血症、高血糖；肺部呼吸功能不全者；有吸烟嗜好，停止吸烟不到两星期者；长期服用抗凝药物、降血压药物及激素类药物，停药不到半月者；因其他疾病而发生的继发性肥胖者，须针对其原发病变进行治疗，不属于抽脂术治疗范围。

抽脂术也有一些限制，因为脂肪抽吸对人体是有损伤的，抽吸量越多，抽吸面积越大，对人体的损伤亦越大。一次的吸脂量安全值是 3000 毫升，如果肥胖程度太高则需要进行多次抽吸达到终效果。不同吸脂量，技术难度和风险不同，国家卫生健康委员会对其医疗美容项目分级不同，在手术前一定要了解服务方是否有相关资质。

抽脂术结束后患者需要穿塑身衣。抽脂术后，人体内的脂肪量虽然减少了，但皮肤内的空间没有改变。皮肤和肌肉层已经分开了，原本有脂肪存在的空间就是空的，所以皮肤可能会变得松弛，而且还有可能出现肿胀、淤血、凹凸不平的现象。塑身衣可以提供持续的压力，使皮肤脂肪层能够在正确部位与深部的脂肪粘连，避免皮瓣松脱下垂现象，起到很好的塑形效果。

最后，抽脂术能一劳永逸地减肥吗？在抽脂术后，患者如果能做到认真护理自己，饮食作息规律，一般是不会反弹的。但如果术后还不控制饮食，总吃高热量食物，也没有一定运动的话，体内热量过剩，脂肪细胞就会继续膨胀，该胖还是会胖的。

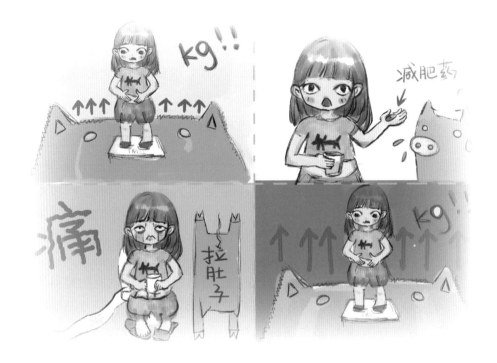

大家已经了解了抽脂术,除了抽脂术,另一个听起来方便快捷而且家喻户晓的减肥方式就是吃减肥药。看到减肥药广告上各种排油减脂、暴瘦、全身瘦等字眼,想要给孩子减肥的家长很容易动心。减肥药效果这么好,减肥是不是吃减肥药就行了呢?

市面上,常见以下 4 类减肥药,既有西药,也有中药。

抑制食欲类减肥药。这类减肥药原理主要是唤醒大脑里的下丘脑饱食中枢,再通过神经发送指令抑制进食欲望,使肥胖者容易接受饮食量控制。

增加身体排出量的药物。这类减肥药是通过让尿液增多、排便增多使减肥者既减轻体重,又抑制其口渴,从而达到减肥目的。

增加肠胃蠕动,加速排泄的减肥药。这类减肥药可增加肠胃的蠕动,加速所进饮食的排泄,减少食物在肠胃中的停留时间,使食物在未能被吸收转化为脂肪之前被排出体外,而达到减肥的目的。

增加热量消耗的减肥药。这类减肥药使人体内的热能散失,促进体内的分解代谢,抑制合成代谢,从而降低肥胖者的体重,以达到减肥的目的。

我国国家药品监督管理局批准的,可用于治疗肥胖的非处方(OTC)减肥药目前只有一种——奥利司他。这种减肥药是一种特异性胃肠道脂肪酶抑制剂,能抑制胃肠道脂肪酶的活性,从而导致脂肪不能被人体吸收,减少热量的摄入。适度饮食控制和运动锻炼的肥胖和超重者,包括已经出现与肥胖相关的危险因素(糖尿病、高血压、血脂异常等)患者可用此药物进行长期治疗。

但家长要注意的是,临床上儿童和青少年减肥一般不主张使用减肥药,许多减肥药会给使用者带来不良反应。例如我们提到的奥利司他,其药品注意事项明确提出对于 18 岁以下儿童和青少年不适用。

减肥最好的方式是要从改变自身习惯开始。帮助孩子养成良好的习惯,鼓励孩子"管住嘴,迈开腿",一起构建健康生活才是最好的选择。

肥胖伤身
更"伤心"

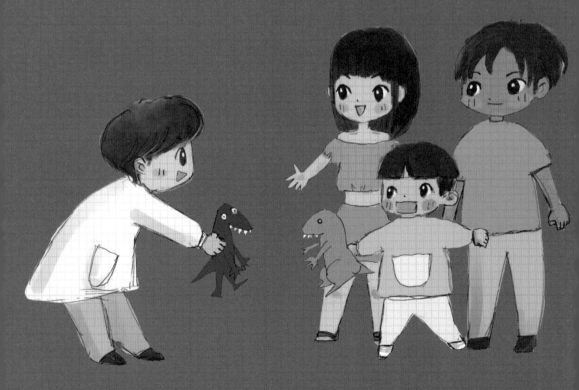

正确看待孩子的肥胖

正确看待孩子的肥胖,不批评、不夸张。如果孩子已经到了医学诊断上肥胖的程度,要直接跟孩子说,但是要避免带着偏见或者是批评的态度,是把它当成一个生理的现象,应该对孩子说:"你现在体重太大了,这个会对健康有影响,所以我们要从生活方式方面进行一些改变。"而不要批评说:"你太胖了,就是因为你馋、你懒,吃太多而不运动。"孩子都比较敏感,父母批评的态度会影响他们的心理健康,也不利于减肥。

不要以瘦为美。现在社会文化偏向于以瘦为美,有些孩子七八岁就开始关注自己的体重,甚至开始嚷嚷着要减肥了。此时,家长也需要有一个正确的认识,孩子还在生长发育阶段,还存在婴儿肥的现象,只要孩子体重在一个正常的范围之内,都是正常现象,都不需要进行饮食控制。足够的营养摄入才能保证他们的生长发育。如果孩子没有达到肥胖的程度,家长不要轻易地以自己的价值观来要求孩子控制体重。既不鼓励他减肥,也不要鼓励他多吃。

减肥不是孩子一个人的战斗

陪孩子一起接受饮食变化。习惯是慢慢养成的,在孩子的成长过程当中,从原来随便吃甚至被鼓励多吃一些,要转变成健康、规律的一日三餐,需要有一个循序渐进的过程。此时,可以先告诉孩子,整个家庭都会有一个变化,我们的食物、我们的生活方式都会变得健康,这是为了我们更加幸福的生活,为了我们身体更健康,所以从食物上就会有一些调整,不吃那些油炸的、高热量的食物。一开始很难,但全家一起从少吃开始,慢慢地减少直至不吃。

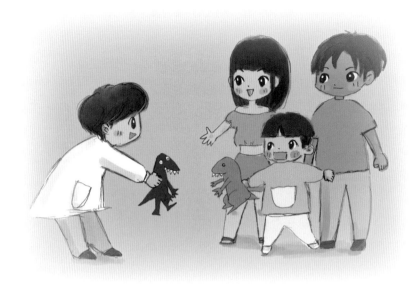

　　适当的鼓励能增强孩子减肥的信心。在进行饮食和生活方式的调整中，父母要对孩子不断地给予鼓励、给予肯定，精神上的鼓励，言语上的肯定，都对孩子坚持减肥有帮助。需要注意的是，言语的肯定一定要是真诚的，而不是简单地表扬孩子做得真好，一定要有一些可以看到的、能让孩子体会到的奖励，可以是小红花，可以是满足一个小心愿……让孩子对减肥这件事充满期待。

　　仪式感的庆祝强化阶段性的成果。在孩子减重的过程当中，一起看到他体重的变化，其实也是一种肯定，当孩子减重减到一个关口或者达到一个小目标了，全家人一起来庆祝一下，一起做一件有意义的事情，这样，减肥也有了仪式感，这些都是对于孩子生活方式变化的强化，这种强化对于孩子来说非常重要。

减肥更要注重方法

做榜样比讲道理效果更好。帮孩子减肥靠讲道理,效果不那么好。父母们也应该多学习营养知识和健康知识。当家长了解足够多,会在生活中潜移默化地影响孩子,如在吃饭前可以谈论这一餐怎么吃得更健康,如何进行营养搭配以及少油少盐来保证身体健康,这种交流本身对孩子就是有影响的。比较小的孩子在学龄期都是以父母为榜样,小的时候就是向父母去学习,所以父母掌握知识,改变自己的生活方式,包括父母锻炼时可以带着孩子一起,这要比说教更重要。

高质量陪伴弥补孩子意志力的不足。在减肥过程当中,孩子自控能力没那么强,需要父母花更多的时间,为他准备食物,陪他一起去运动,父母能不能做到这一点,也是孩子减肥能不能成功的一个重要环节。减肥的时候又要少吃又要多运动,确实是件苦差事,不那么容易做到。对成年人尚且艰难,更何况孩子,意志力也是心理发育到一定年龄才有的一种品质,至少要十几岁的人意志力才更加成熟,因此也不能太着急,要适当地陪伴和鼓励,帮助孩子建立减肥信心。

培养延迟满足的能力。在日常生活当中要不断地鼓励孩子,忍住眼前的,你看这个食物太诱人了,但是要克制。同时,不要故意去引诱孩子,一定不要把蛋糕摆在他面前不让他吃;家里不买或少买零食,冰箱里不存放冰激凌、奶油蛋糕等孩子喜欢吃的不健康的零食。

采用正确的奖励方式。对于孩子来说,正面的激励无疑能够帮助他坚持下去,但要注意奖励他食物以外的东西。因为有些孩子从小就被奖励食物,以至于孩子会把进食与情绪联系在一起,吃东西就能够带来愉悦的感觉,带来快乐。所以,如果发生过这种情况是要用其他的奖励来代替的,可以奖励他看会儿动画片或者给一朵小红花等。从心理学上来说,这是在用一种行为激励的方式来改变他的一个不好的行为,鼓励他养成一个好的行为。需要避免很明显的物质奖励,如直接奖励钱,或者是奖励一些玩具等,这可能也会造成将来一些其他方面的问题。

给孩子找个伴儿。如果是有同伴在一起,也是一个互相激励、互相鼓励的过程,对减肥会有帮助。有一个共同的目标,两人一起互相比着劲儿地做减肥这样一件有意义的事儿。但要注意不要把目标定得特别高,一定要在一段时间体重减多少,因为毕竟减肥是一个长期的过程,即便是减下来如果不能保持的话,那也是徒劳的。现在家庭当中二孩甚至三孩越来越多了,兄弟姐妹之间的影响也很重要,他们是很重要的陪伴,这些都是在告诉孩子,他不是一个人在战斗。

不要忽略孩子的心理健康

自卑和自闭。很多关于肥胖孩子的心理健康状况调查发现,他们从整体上更容易不自信,尤其是在他接触同龄人的时候,由于体重太大了,在运动等方面表现得并不好,难免会被嘲笑,因而产生自卑,也就导致他们不愿意跟同学交流,有些人还会有自闭的倾向。同时,他们用吃东西的方式来逃避社交当中的一些压力,这样可能就变得更胖,就会形成一个恶性循环。

抑郁。如果有一些更严重的情况发生,最严重的是会导致抑郁。抑郁的表现是情绪低落,孩子的自我评价更低,甚至会觉得将来前途都无望了。但一般孩子并不能像成年人那样能够非常清楚地表达悲观、绝望的情绪,他们可能会用另外一些方式,比如不上学、厌学、在学校的时候注意力更不集中、不跟同学交流,或者是脾气特别暴躁,更容易跟同学或者是父母发生冲突,这些都是儿童和青少年抑郁症的一些表现。

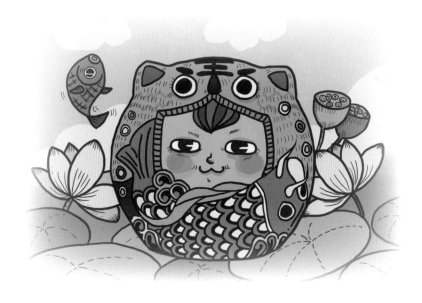

当然还有睡眠的问题，一般来说孩子的睡眠都很好，当孩子出现睡不着觉的情况也要引起重视。

扫描二维码 >
请扫码看视频，
了解胖孩子的
心理

除此之外，饮食方面的问题也不能忽略。有些孩子变得没有食欲，总是不想吃东西；还有一些孩子会变得食欲亢进，不停地吃东西。这都表明他们本身的情绪不好，会用这种极端的进食方式来宣泄情绪，这些都是情绪问题的表现形式。

进食障碍。这种情况在临床工作当中遇到的比较多，有一部分孩子减肥过度，体重降下来已经恢复正常，但是这些孩子刹不住车，一直减肥到一个低体重、营养不良的程度。这些孩子过于在意自己的体重了，对自己的食物要求太苛刻了，减到正常体重以后还持续减肥，甚至已经开始出现一些身体改变的迹象，如开始出现脱发、女孩出现停经，这都预示着他们的身体已经到了营养不良的程度，就必须要就医了。

只有睡得好，才能身体好

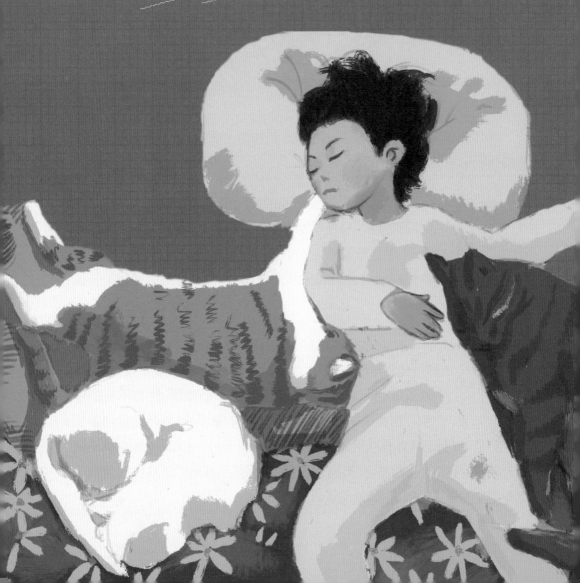

睡眠和肥胖也有关系

我们有这样的印象，身边的胖小孩似乎特别喜欢睡觉。"早晨赖床、上课睡觉""别人在运动，他还在睡懒觉"，这样的标签都愿意贴在胖孩子身上。其实肥胖与睡眠息息相关，二者互为因果、相互促进，肥胖可以影响睡眠，不科学的睡眠，也会导致肥胖。

有一种疾病叫作阻塞型睡眠呼吸暂停低通气综合征，它的病因机制很复杂，但其中很重要的危险因素就是肥胖。

肥胖的孩子，脂肪在咽部堆积导致咽腔狭窄。白天清醒的时候，咽喉部肌肉收缩，一般不会有明显症状，当夜间人的神经兴奋性下降，肌肉松弛，气道狭窄就会加重。轻度阻塞时，气流通过狭窄的气道，产生鼾声；阻塞严重时，大部分气流不能通过气道，人就会憋醒而出现睡眠呼吸暂停。这样一来，人的睡眠质量会下降。夜间睡不好，夜尿增多；白天犯困，精力不足。长此以往，会出现一系列的病理生理改变，从而影响全身各个系统的功能。

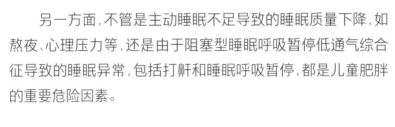

另一方面，不管是主动睡眠不足导致的睡眠质量下降，如熬夜、心理压力等，还是由于阻塞型睡眠呼吸暂停低通气综合征导致的睡眠异常，包括打鼾和睡眠呼吸暂停，都是儿童肥胖的重要危险因素。

生长激素在夜间睡眠时分泌，是影响基础代谢率的重要因素。睡眠不足可以引起生长激素分泌减少，从而降低基础代谢率，体内多余的热量就会变成脂肪，堆积在人体内，导致肥胖。瘦素，是人体内另外一种重要的控制食欲、抑制脂肪合成的重要激素。睡眠不足时，瘦素的分泌会受到抑制，这种情况下，小朋友们对甜食的抵抗力大大下降，使得发生肥胖的风险增加了。

此外，睡眠不足引起的代谢异常，还可以增加身体各个器官的负担，甚至导致炎症反应，当人体启动保护机制储存能量，就会导致脂肪合成增加。

在《新英格兰医学杂志》上发表的一项研究表明，睡眠时间较长和睡眠效率较高的儿童和青少年，其代谢风险评分较低，肥胖的可能性较低。每日睡眠时长每增加 55 分钟，体重则会相应降低，睡眠时长与肥胖的相关性强于睡眠效率与肥胖的相关性。

除了睡眠时间，不良的睡眠习惯也会影响体重。另一项研究发现，儿童从 2 岁到 6 岁，入睡时间越来越晚，睡眠总时间越来越短，睡眠效率越来越高。对年龄、性别、家庭等因素进行校正后，睡眠时间短和习惯性晚睡的发生率与 BMI 和腰围的增加相关。习惯性晚睡表现出的关联性，在肥胖风险高的儿童和青少年中最为明显。

总的来说，肥胖的人想要打造一个健康的身体，单纯的减肥是不够的，要了解睡眠和肥胖的内在联系，控制体重的同时，调整睡眠、改善不良的睡眠习惯，这样才能起到事半功倍的效果。

胖孩子嗜睡正常吗

前面已经提到了，胖孩子经常被贴上爱睡觉的标签，事实也是如此。阻塞型睡眠呼吸暂停低通气综合征也让我们了解到，这种情况肯定是不正常的。那胖孩子的嗜睡，从小朋友们的身心健康的角度来说，到底有哪些潜在的危险呢？下面让我们逐一来看。

阻塞型睡眠呼吸暂停低通气综合征，最直接的影响是气道的狭窄和上呼吸道的阻塞。肥胖儿童气道阻塞常见的原因包括腺样体和扁桃体的肥大，那是不是手术切除了腺样体和扁桃体就没事了呢？问题远远没有想象的那样简单。

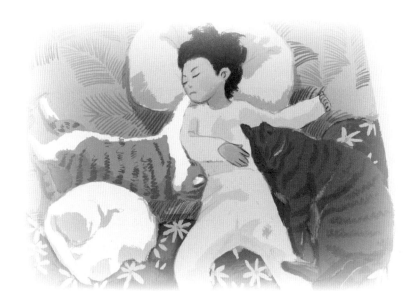

有些患儿鼻甲肥大、面部发育不全、小下颌畸形，有些患儿上气道狭窄、神经系统发育不完善，对呼吸肌群的支配作用也受到影响，这都不是单纯通过手术能解决的问题，仅仅切除腺样体和扁桃体效果也是不佳的。

那么我们如何早期、及时地发现孩子的异常情况呢？儿童阻塞型睡眠呼吸暂停低通气综合征和成年人不太一样，有一些自己的特点。当胖孩子们出现上气道狭窄时，往往会有不正常的张口呼吸，比如说仰头姿势、前伸下颌或有吐舌等习惯。作为家长，很容易把这些症状归结为孩子调皮的表现，忽略其背后可能的疾病因素而延误诊治。

不管是白天还是晚上，睡觉的时候打鼾是阻塞型睡眠呼吸暂停低通气综合征的一个重要表现。大部分儿童患者都会出现打鼾，而且打鼾声音很响亮。所以，家长们千万不要以为孩子胖，打鼾就是理所当然的事情。

晚上气道阻塞加重,孩子睡不好,白天问题就来了。晚上睡眠时呼吸费力,孩子就不自觉地张口呼吸,这样白天就会喉咙发干,声音嘶哑。晚上睡不好,白天自然就没有精神、头痛,上课的时候注意力难以集中,成绩下降。

有研究发现,睡眠不良导致的健康问题,影响了孩子的日常活动、学习、游戏、人际交往等,孩子对疾病也会产生情绪反应,如发脾气、易激惹、抑郁等。这些表现往往不典型,容易被家长忽略或误解,同样引起家长的不良情绪,导致不当的行为,如体罚、焦虑、溺爱、过度保护等。

还有些孩子由于气道的阻塞,出现低氧血症和高碳酸血症,影响全身各个组织器官,从而影响身体的生长发育。

通过以上种种,我们可以发现,胖孩子嗜睡,是一个危险的信号。阻塞型睡眠呼吸暂停低通气综合征对孩子的危害是非常大的,嗜睡是主要表现,还有很多不典型的表现容易被家长所忽略。作为家长,应该细心地观察孩子的生长发育和日常行为习惯,及早地发现问题,做到及时诊治,才能让孩子身体和心理都健康地成长。

打鼾是睡得香,还是窒息的前兆

上面说了那么多,可能很多家长开始担心了,我家的小胖子可怎么办呀?那么孩子胖,就一定有阻塞型睡眠呼吸暂停低通气综合征吗?显然,这个推论应该是不成立的。医学是严谨的,任何一个疾病的诊断都是有标准的,对于儿童来说,阻塞型睡眠呼吸暂停低通气综合征也有它自己的标准。

医学上,儿童阻塞型睡眠呼吸暂停低通气综合征(OSAHS)是指儿童睡眠过程中,频繁发生的部分或完全上气道阻塞,干扰儿童的正常通气和睡眠而引起的一系列病理生理变化。对于成人来说,通过多导生理记录仪进行睡眠呼吸监测是诊断 OSAHS 的主要手段，但儿童与成人相比，OSAHS 的病因和发病机制较复杂，临床表现较多样，完全用多导睡眠图来诊断有一定争议，目前来说，多导睡眠图结合患儿症状、体征，是诊断儿童 OSAHS 的主要方法。

对于胖小孩的家长来说，非常重要的一件事就是要注意孩子的异常表现，知道什么情况下应该去医院。

打鼾、睡觉时憋气、呼吸暂停、张口呼吸、呼吸费力、睡眠不安、遗尿、白天嗜睡、注意力缺陷或多动、学习成绩下降等表现，这些在孩子身上看起来并不十分异常的情况，都可能是儿童 OSAHS 的表现之一。对于低龄的幼儿来说，张口呼吸、反复觉醒、情绪行为异常等表现更为突出。

我们应该注意到，不同年龄段儿童的家长，关注的重点是不完全一样的。而胖孩子，尤其是既往诊断过扁桃体肥大或腺样体肥大的，上述表现更应该引起家长的重视。

当孩子出现这些表现的一种或几种，而通过日常生活的调节不能改善，那么家长就需要把孩子带到有睡眠疾病专科的医院，让医生帮助我们来判断孩子是否有 OSAHS 或相关疾病。

孩子到了医院，都需要做哪些检查呢？

医生首先会仔细地了解孩子的情况，包括询问病史，详细的体格检查，有无扁桃体、腺样体肥大，有无颌面部畸形，肥胖的程度等来判断疾病的风险。

而多导睡眠图是最重要的也是必需的，医院会有专用的多导睡眠监测室，孩子需要在这里睡一晚。睡觉之前，医生会给孩子身上连接很多导线，其中头部是最多的，用于监测睡眠期间的脑电图和眼球运动，目的有两个，一个是用于睡眠的分期，另一个是鉴别脑电图异常的疾病。胸部还会连接几个电极片，用于监测睡眠期间的心电图。

血氧饱和度是人体内氧含量的一个重要指标,气道的阻塞会导致血氧下降,人在低氧的情况下全身的各个组织器官都会受到影响,我们可以使用血氧监测仪来监测人体血氧饱和度,这个仪器连接我们人体的是一个"小夹子",操作很简单,只需要"小夹子"夹住手指就可以监测到了。

此外,腿上的电极和面部的部分电极还会记录肌电活动,胸部、腹部的带子帮助记录胸腹部的运动,机器内的传感器还会记录孩子睡眠时的体位。

通过一晚的睡眠监测,各项数据被记录在电脑中,第二天,医生根据这些数据来分析,孩子是否有睡眠呼吸暂停? 有睡眠呼吸暂停的话,是阻塞型的还是中枢型? 是阻塞型睡眠呼吸暂停的话,是轻度、中度还是重度? 进而指导治疗。

由此可见,认为孩子胖就一定有睡眠呼吸暂停是不科学的。反过来说,不管孩子胖不胖,如果有了上述一些症状,家长们都不能忽略,一定带孩子去医院检查一下,确实有睡眠呼吸暂停的话,早期诊断早期治疗,以免影响孩子的学习、生活,甚至是生长发育。

患上睡眠呼吸暂停怎么办

接下来,可能是家长们最关心的问题了:如果我家的小胖子在医院诊断了 OSAHS,该怎么办?

控制体重。不同轻重程度的 OSAHS,治疗的方式也各不相同。但既然大家都知道肥胖是 OSAHS 的重要原因之一,那么减肥是毋庸置疑的。

睡眠体位改变。睡觉时的体位对 OSAHS 有很大影响。平卧位睡眠时,舌后坠,气道的狭窄也会加重。正确的睡眠体位是侧卧位,并抬高床头,能有效地减少睡眠时的气道阻塞。

病因治疗。对于中、重度 OSAHS 的孩子，如果腺样体和扁桃体肥大，可行手术切除治疗。但术前也要综合评估口腔、鼻腔等上气道的情况，有时候还需要借助喉镜、影像检查等方法。OSAHS 往往是多因素导致的，有些患儿术后未必能达到理想的效果，有些则需要术后结合其他的治疗。如合并鼻炎、支气管哮喘等情况，则需要同时辅助药物，如喷鼻剂，口服相关药物等。

无创正压通气治疗。双向气道正压通气呼吸机辅助通气是一种有效的方法，夜间睡眠的时候，给孩子戴个面罩，后面连接便携式呼吸机，产生的气流好比一个"空气支架"，把狭窄的气道给撑开，从而改善睡眠期间气道的阻塞情况。

呼吸机是治疗儿童 OSAHS 的一种重要有效的方法，也可以作为手术治疗的补充，但一定要在睡眠监测的基础上进行压力滴定，确定呼吸机的参数。借助呼吸机睡觉肯定不会太舒服，要和孩子充分地沟通，解释清楚，取得孩子的配合。另外，还要注意戴面罩对孩子颌面部发育的影响。

口腔矫治器治疗。对于口腔及颌面发育有问题的孩子，尤其是不能手术及不能耐受呼吸机的患儿，经过充分的口腔评估，可以选用口腔矫治器治疗。口腔矫治器类似于一个牙套，根据孩子口腔结构订制，睡觉的时候佩戴可以使下颌前移，从而带动压迫呼吸道的软组织前移，使睡眠期间呼吸道保持通畅。口腔矫治器对于轻到中度的 OSAHS 均有一定效果，相比手术和呼吸机，它的可接受程度要好得多，但尽量在青春发育期前使用，长期使用才会有较好的效果。

简单来说，控制体重、合理的睡眠体位、改掉不良的睡眠习惯，是最直接也最容易做到的方法，但一定要坚持。有鼻炎等伴随疾病者，应积极治疗这些疾病。而手术、双向气道正压通气呼吸机、口腔矫治器等方法，则需要多听听专业医生的意见，根据孩子的睡眠监测结果、年龄、孩子的具体情况来具体分析。

远离肥胖最佳睡眠时间

我们来谈一下睡眠方式的问题。如何主动地去调整睡眠，采用合理的睡眠方式减少肥胖呢？

最新的研究显示，睡眠呼吸暂停和长期缺乏睡眠可以加倍 15 岁青少年的肥胖发生率，打鼾和睡眠呼吸暂停都是儿童肥胖的重要危险因素。而现代很多不良生活方式，导致很多儿童和青少年缺乏睡眠、睡眠时间不合理，都增加了儿童和青少年肥胖的发生率。

在睡眠时间上，儿童在 5 ~ 6 岁时，如果睡眠时间短，如小于 10.5 小时，在其 15 岁时，有 60% ~ 100% 的肥胖风险。前文也提到，儿童从 2 岁成长到 6 岁，他们的入睡时间越来越晚，总睡眠时长越来越短，但睡眠质量是增加的。针对年龄、性别和其他潜在混杂因素进行校正后，睡眠时间短和习惯性晚睡的发生率较高与 BMI 和腰围的增幅有较大相关。习惯性晚睡表现出的正相关，在肥胖风险高的儿童中最为明显。

因此，家长们一定要关注孩子的睡眠时间，尽可能让孩子在 9 点之前入睡。孩子的习惯性晚睡，往往受家长的影响很大，尤其是年龄大一些的孩子，家长睡得晚发出的一些声响和灯光的光亮，对孩子的睡眠影响很大。还有的家长或孩子入睡前在床上玩手机、平板电脑，也是习惯性晚睡的一个重要原因。

积极地治疗睡眠呼吸暂停，改变晚睡的习惯，保证合理的睡眠时间，是我们从睡眠角度减少孩子发胖的重要方法。

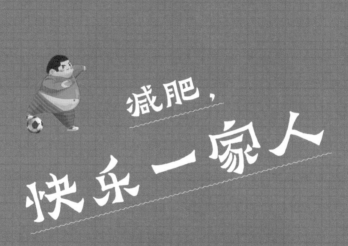

减肥，
快乐一家人

家人对孩子减肥很重要

在肥胖儿童中,有95%以上为单纯性肥胖。儿童单纯性肥胖的根本原因,大部分在于不良的饮食和生活习惯问题。因此,家长应该负绝大部分的责任。

一般来说,单纯性肥胖儿童的家庭,大多有以下共同点。

家庭成员,特别是家长的营养与健康意识薄弱,不了解肥胖对生命的危害。有的家长甚至用快餐、甜食等作为奖励,诱导孩子,导致肥胖发生。

家长由于工作繁忙,没有太多精力,无心照顾孩子的饮食起居。有的父母无暇给孩子安排健康营养的3餐,而是直接给孩子钱让孩子自己选择餐食,导致孩子按照自己的嗜好购买食物,如炸鸡、甜饮料等,时间一长,就养成了不健康的饮食习惯。

家庭成员大都没有规律的运动习惯,而且都偏胖或正在发胖。部分家长不懂运动对儿童成长发育的重要,对孩子过分保护,明显限制了孩子的活动空间和时间。

家人对孩子减肥发挥着重要的作用。家长不但要在医生的指导下帮助孩子进行饮食、运动等生活方式的调整,还要在孩子的认知与心理方面进行积极的引导与干预。

家庭因素对儿童认知非常重要。若全家人都能支持孩子减肥,为孩子减肥创造良好的家庭环境,对孩子减肥成功能产生很好的辅助作用。同时,要帮助孩子提高对肥胖危害的认知,树立减肥的决心和信心。尤其是家里的老人,一定要统一认识。纠正孩子的不良生活习惯也是非常重要的一环。家长要引导孩子学会选择食物,减少高能量食物的摄入,控制进餐速度和主餐进食量；每天保证 1 ～ 2 小时的户外活动，减少看电视、玩手机等静坐的时间，培养孩子对健康生活方式的认知，这样有助于体重持续稳定地下降。

　　家长要给予孩子心理支持。孩子年龄小，心理承受能力及自控能力不足。家长要参与孩子的减肥过程，陪孩子一同进行体育锻炼，这样不仅能在心理上给予孩子安慰与支持，更能在孩子心里树立榜样，引导其健康行为的持之以恒。家长要学会解除孩子的心理负担，去除孩子忧郁焦虑的情绪，重视孩子的感受。孩子幼小的心灵很敏感，他们需要被尊重，需要有安全感。父母在陪孩子减肥期间，切忌用讽刺的口吻说出难听的话伤害孩子。可以对孩子坚持运动和合理饮食的行为给予表扬，而不要表现出悲观或嫌弃孩子的意思。

　　家长应该与专业机构保持密切的联系。儿童比成人减肥困难之处在于，任何减肥措施均不应该影响儿童的生长发育。减肥期间，儿童的营养摄入是否均衡、运动强度是否达标、体重下降是否稳定，这些情况需要家长时常监控并适时做出调整，而这些就需要获得专业机构的帮助。

　　家长要参与到孩子的减肥过程之中。运动习惯也会遗传，美国一项历时 3 年的研究得出结论：家长必须先动起来，因为大人的运动习惯对下一代的影响立竿见影，小胖孩多是跟着家长学出来的。一项针对低收入少数族裔肥胖者的调查研究表明，在超重／肥胖儿童的家庭中，体重正常的家长不足 1/4。研究人员让他们随身携带运动追踪器，每天接受 12 小时的监测，结果发现，家长的运动情况会对孩子产生直接且巨大的影响。习惯久坐的家长每多坐 1 分钟，子女会跟着多坐 0.1 分钟；父母每多花 1 分钟参加轻度锻炼，孩子轻度锻炼时间就会跟着增加 0.06 分钟。由此可见，多锻炼不仅对大人有益，还能帮助孩子养成良好习惯，而早日培养这种习惯会影响孩子一生的健康。

十步高效家庭融合减肥法

对于减肥这件事,孩子都是比较抗拒的。不仅需要运动,还得限制饮食,再加上对胖的危害本身没有太多意识,不愿意配合是必然的。

在这种前提下,如果家长再强迫,更会令其产生抵触,甚至会消极怠工。家庭在孩子减肥中的重要性就凸显出来,想要减肥有效果,家长必须亲身参与其中,而不只是像执法者一样高高在上地监督这么简单。

下面就为您带来十步家庭融合减肥法,保证孩子减肥效果喜人。

第1步,坚定减肥信念。减肥无小事,更非一朝一夕之事。研究发现,很多胖孩子都有减肥经历,但多止于半途,原因就在于缺乏信心。在减肥这件事情上,家长要比孩子更有信心,不达目的不收兵。在减肥过程中肯定会遇到瓶颈期,要鼓励孩子坚持下去。

第2步,明确减肥目标。没有目标的减肥就是一句空话,减重到多少合适,不仅要有科学的评判,更要根据孩子的情况。在开始减肥之前,一定要给孩子设定目标,不仅包括终极目标,更包括阶段性的目标,就如同爬山一般。

第3步,选择减肥方式。在选择减肥方式方面,不可人云亦云,盲目尝试。无论是饮食管理,还是运动种类选择都要根据孩子的具体情况。总体原则就是控制总热量的同时,保证营养素的均衡摄入,辅以适宜的、能够长期坚持的运动形式,只有这样才能保证长期坚持。杀鸡取卵式的减肥,可能在短期内会有效果,但长期看来只能是饮鸩止渴。

第4步,科学制订计划。体重降低是有周期性的,当身体逐渐适应了当前的能量消耗后会进入平台期,就需要重新调整方案,周而复始才能保证持续减重。在这个过程中，一份科学的减肥计划就显得非常重要了。在制订计划的时候，要考虑到平台期，一般可以 4 ~ 8 周为一个周期，设计不同阶段的饮食和运动方案。

第 5 步，家人陪伴其中。千万不要把减肥看成孩子自己的事，要给予孩子更多的关怀。经验证明，减肥效果最好的孩子往往是那些家人陪伴式的，也就是家人一起参与了减肥，一起调控饮食，一起做运动。家人就像同伴一样，能够消除孩子的孤独感，不仅增加了孩子的斗志，也有助于家人共同实现健康。

第 6 步，定期心理疏导。在减肥过程中，由于要严格调控饮食，对孩子而言是比较难以接受的，孩子常常会有打退堂鼓的心理。尤其是当家长发现孩子有"偷食"的时候，千万不要责骂或教训。建议以朋友的身份沟通，让其看到减肥的成果，更是要让孩子了解放弃的后果。如果孩子抵触情绪较重，建议寻求专业的心理疏导。

第 7 步，掌握评估标准。评估的意义在于了解前一阶段的减肥效果，一般来说常用的减重评估手段包括两个方面：一是减肥效果评价而非体重变化，常用 BMI、体脂率变化；二是健康指标评价，就是要去医院检查肝肾功能、心率和其他健康指标，防止减肥对身体造成损伤。

第 8 步，定期调整方案。当体重变化逐渐放缓，接近或达到平台期时，要根据减肥计划及时调整饮食和运动方案。当然这个过程是要循序渐进的，一般 3 ~ 5 天时间为宜。

第 9 步，坚持完成计划。减肥计划可以是短期的，例如 7 天、21 天、3 个月等，亦可是中长期的，例如 6 个月以上的。无论是哪种计划，都要严格按照计划完成，只有这样才能对减肥情况进行准确评估。在此基础上，决定是否再继续制订计划。

第 10 步,养成健康习惯。古诗云"行百里者半于九十",意思是说一百里的路程,走到九十里也只能算是才开始一半而已,减肥之路亦是如此。保持健康体重永远在路上,生活中仍要保持合理的饮食和生活方式,避免暴饮暴食,和甜食、饮料说再见,只有这样才能享受美丽健康的人生。

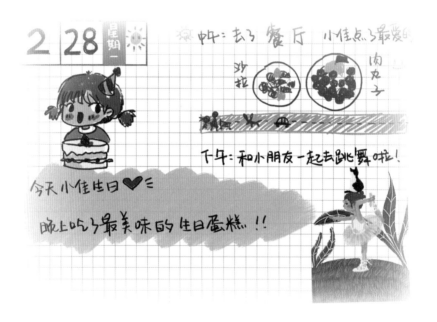

学会制作减肥日记

肥胖是一种生活方式病,对肥胖有影响的生活方式包括饮食、运动、日常活动等多个方面。生活方式管理可细化为一系列环节:记录、综合、分析、疗效、纠正和巩固,其成功与否,取决于每一环节的认真执行。因此,合理地规划孩子减肥期间的各项事情,让减肥有条不紊地进行,对最终获得减肥成功是非常有帮助的。

减肥日记是大多数孩子减肥计划中缺失的一环。研究人员已经证明，写减肥日记的人成功减肥并保持下去的可能性要增加一倍。制作减肥日记是生活方式管理的重要内容，通过对孩子每天的体重、饮食、运动、生活起居及活动行为以详细的日记形式予以记录，实际上是在强化孩子保持良好生活方式的意识，它不仅能让家长掌握孩子每天吃了什么、运动量是否达标，一个关键的好处就是，减肥日记可以揭示每个肥胖孩子隐藏的问题，这对改善减肥方案意义重大。

回顾减肥日记可以让医生和家长找到发生体重问题的线索，发现体重增加的原因和不良生活习惯。详细记录食物摄入量使营养学家可以根据孩子的个人情况完善减肥计划，包括计算热量、健康饮食和生活方式的选择。此外，通过记录减肥日记，家长会不断发现孩子的进步和成长，让孩子从健康的生活方式以及不断下降的体重中获得自信与满足感，从而不断激励孩子将减肥计划坚持下去。

写减肥日记没有固定的格式，通常来说，饮食方面的内容可以包括何处、何地、何种情况下进食；进食的食物种类；进食的食物量。在运动、劳动和日常活动方面，可以记录活动起始及终止时间、运动项目、运动强度、环境氛围、自我感觉及运动后的反应。行走和活动记录可采用定时秒表和计步器。

为强化执行力度，在减肥日记中除记录日常活动外，还可对执行情况予以打分，对减肥方案的执行情况进行评定。对减肥日记作定期分析，前期可一周一次，形成习惯后也可一月一次。将每周或每月进食、运动及活动量与计划量进行比较，找出是否有增加摄入量和减少活动量。更仔细一些，还要分析引起以上变化的原因，主观还是外界？是无意识还是有意识？促使变化的环境、氛围及条件。这种无意识的习惯性改变可以在自我控制及家长的督促下加以克服。另外，还应对执行不佳的原因进行分析，并提出改进办法。

记录孩子减肥过程中的情绪、感受和记录饮食、运动一样重要。记录饮食、运动只是减肥日记的一部分，记录时的一些细节同样重要，比如孩子的情绪，和谁在一起，在什么地方，在做什么。因为通常孩子的想法、感受、进行的活动和相处的同伴都对热量的摄入和消耗起作用。此外，在心理学上有这么一种治疗方法，叫做叙事疗法：当我们通过文字把一天当中出现的情况以及感悟都记录下来的时候，会发现好像有一个人在默默地听你诉说。所以说，制作减肥日记也是一种非常好的释放情绪的方法。

肥胖者的生活方式管理是一种纠正不良的饮食、运动和生活习惯的自我控制方法，故从一定意义上讲，是一种治本的方法，无不良反应。生活方式管理成功与否，取决于是否有合理的减肥目标、科学的具体措施，是否注意到减肥的每一个细节，以及是否能坚持不懈地努力，而学会制作减肥日记则是孩子减肥计划中的有力武器。

12 条须遵守的行为守则

在孩子减肥过程中有一些行为守则，作为家长一定要知道，归纳起来一共包括 12 个方面。

1. 一旦下定决心就要持之以恒。在制订好饮食调控和运动计划后，就要开始学着每天遵照计划执行不懈怠。能够实现减重并成功维持的孩子都是这么做，即使遇到假日或是在外就餐时也不会改变。作为家长要做好监督者，努力做到不能因为任何主观想法，或者是因孩子对食物的渴望而擅自改变计划，否则将是对减肥的阻碍。在减肥过程中，如果能够做到尽量减少在外就餐，在家中为孩子烹饪减肥餐食就更好了。

2. 无须纠结，关注长期体重趋势。无论是家长还是孩子，都没有必要每日称体重，当体重在短期内无改变时也无须过分担忧，减重的关注点还是在于长期体重变化的趋势，体重只要是按照计划持续走低即可，切勿中途随意改变。

3. 不碰油炸和含糖食物。减肥过程中在任何情况下，都不要食用油炸食品、含糖食物或饮料，也不要过量食用含高脂肪的肉类，如牛羊猪肉。减肥计划完成后，亦需要调控饮食，对上述食物加以管控。

4. 固定的用餐模式和频率。研究发现，减肥成功的儿童和青少年都有规律的用餐时间，定时定量用餐是儿童和青少年减肥成功的关键。不规律用餐通常会带来负面效果，例如未用餐时会造成血糖过低，上课精力无法集中，运动能力下降等。到下一餐时就会感觉更加饥饿，缺乏管控的时候就会进食更多的食物，导致能量供应增加。

5. 减肥切忌断断续续。连续性对于减肥而言是十分必要的，减肥就是让身体不断适应能量供应降低和运动消耗增加的过程，从而改变身体的基础代谢和脂肪储存。如果间断，身体就会自我调节代谢，加速能量的储存，这样反而会复胖。

6. 蔬菜体积占全餐的 1/2 以上。蔬菜既能够保证充足的维生素和矿物质，补充运动带来的消耗，蔬菜中富含的膳食纤维还能够带来一定的饱腹感，降低饥饿感。但要注意避免土豆、甘薯、山药、藕等高淀粉类食物作为蔬菜来源。

7. 每日必须足量饮水。很多人减肥不敢喝水，担心会影响减重，其实不然。饮水充足更能加速脂肪细胞代谢速度，增加血液循环速度，提升代谢水平。同时，运动更需要水分供应。因此，每天必须保证足够的水分。

8. 每日蛋、奶和水果不能省。作为优质蛋白质的来源,蛋、奶和豆类比肉类具有脂肪含量更低的优势,故要保证每日一个鸡蛋和一杯奶。同时,水果的种类供应也要满足足量、低糖、高纤维的特点。

9. 运动量应稳定,不可杀鸡取卵。在同一减肥周期内,运动量不应该起伏过大。比如说今天心情好就多运动,明天时间紧就少运动,这样的结果就是每日能量消耗不固定,身体难以适应。更不建议按天层层加码增加运动量,超出身体极限会诱发免疫力下降和疾病风险。

10. 良好睡眠是一切的基础。睡眠是身体恢复的重要环节,尤其是体内肌肉细胞修复和肌糖原的补充。而且睡眠对于儿童和青少年更是发育的最佳方法,所以减肥过程中更要保证睡眠的时间和质量。

11. 严控主食量,可用粗粮。主食是热量的主要来源,控制摄入量的同时还可以以粗粮适当地替换。一方面,粗粮热量低,释放速度缓慢。另一方面,粗粮中富含膳食纤维,更能增加饱腹感。在主食中增加粗粮是减肥餐不二的选择,但总量不宜过大,要根据儿童和青少年的年龄,最高不宜超过1/2。

12. 养成良好的健康习惯。减肥只是一个体重管理的过程,并不是最终的结果。当减肥结束后,身体还需要一个适应的过程,而且更需要长期地维持。因此,养成良好的饮食和运动习惯才是保持健康体重的关键所在。

减肥食谱有诀窍

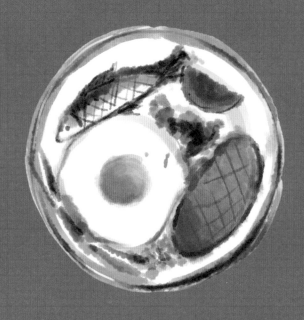

一日三餐减肥食谱

早餐：

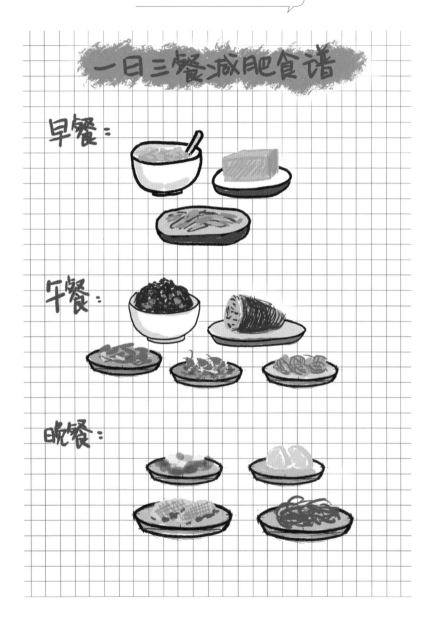

午餐：

晚餐：

早餐

小米藜麦南瓜粥(小米 10 克、藜麦 10 克、南瓜 5 克),蒸鸡蛋糕(鸡蛋 1 个),黄瓜丝拌豆皮(黄瓜 10 克、豆皮 5 克)。

加餐

橙子(50 克),香蕉(100 克),牛奶一杯(200 ~ 250 毫升)。

午餐

杂豆紫米饭(黑豆 5 克、红豆 5 克、紫米 10 克、大米 5 克),蒸芋头 20 克,白灼西生菜(西生菜 100 克),水煮大虾(海虾 20 克),拌洋葱白萝卜胡萝卜丝(各 15 克)。

加餐

酸奶(250 克),核桃(2 ~ 5 克)。

晚餐

玉米面馒头(玉米面 50 克),香煎鸡胸肉(鸡肉 25 克),炒空心菜(空心菜 100 克),醋拌白萝卜(白萝卜 20 克)。

备注:

该膳食方案是按照能量水平 1200 ~ 1300 千卡而设计的,这个能量需要量水平一般适合于女童 3 ~ 5 岁,男童 3 ~ 4 岁。对具体个体而言,该能量需要水平仅仅是估计值,需要了解儿童目前体重并监测体重增长变化后判断是否需要调整能量摄入。

3 日减肥食谱（举例）

第 **1** 天
DAY 1

早餐 全麦面包（30克），无糖豆浆（250克），圣女果（50克），水煮蛋（鸡蛋1个）。

加餐 猕猴桃（75克），蓝莓（75克），牛奶（200毫升）。

午餐 蒸紫薯（25克），杂粮米饭（糙米5克、红糙米5克、黑米5克、大米5克），黑椒牛柳（25克），炒白菜蘑菇（白菜65克，蘑菇5克）。

加餐 无糖酸奶（200克）。

晚餐 蒸玉米（100克），炒甘蓝（甘蓝70克），菠菜虾仁（菠菜30克、虾仁25克），凉拌苦菊花生（苦菊30克、花生5克）。

第 **2** 天
DAY 2

早餐 全麦吐司（30克），脱脂牛奶（250毫升），黄瓜（50克），水煮蛋（鸡蛋1个）。

加餐 橙子（100克），牛油果（50克）。

午餐 蒸玉米（100克），芹菜彩椒炒牛肉（芹菜50克、彩椒10克、牛肉25克），豆皮炒杏鲍菇（豆皮15克、杏鲍菇10克）。

加餐 无糖酸奶（200克）。

晚餐 杂粮米面饼子（杂粮米面30克、白面10克），冬瓜炖萝卜（冬瓜65克、萝卜65克），烧鸡腿（25克）。

132

第**3**天

DAY 3

早餐 黑豆黑芝麻豆浆（250毫升），蒸甘薯（50克），拌菠菜（50克），水煮蛋（鸡蛋1个）。

加餐 柚子（75克）。

午餐 杂粮米面馒头（杂粮米面40克、白面10克），西蓝花炒牛肉（西蓝花50克、牛肉25克），凉拌白菜魔芋丝（白菜30克、魔芋丝10克）。

加餐 火龙果（75克），酸奶（200克）。

晚餐 杂粮红小豆米饭（糙米5克、红糙米5克、黑米5克、红豆5克、大米5克），黄瓜炒猪里脊肉（黄瓜60克、猪里脊肉20克），醋熘土豆丝（土豆60克），南瓜羹（南瓜50克、水150毫升）。

备注：
该膳食方案是按照能量水平1200 ~ 1300千卡而设计的,这个能量需要量水平一般适合于女童3 ~ 5岁,男童3 ~ 4岁。对具体个体而言,该能量需要水平仅仅是估计值,需要了解儿童目前体重并监测体重增长变化后判断是否需要调整能量摄入。

7 日减肥食谱（举例）

第 1 天
DAY 1

早餐 杂粮八宝粥（糙米 2 克、红糙米 2 克、黑米 2 克、红豆 2 克、大米 2 克、红枣 5 克、花生 2 克、莲子 2 克），蒸鸡蛋糕（鸡蛋 1 个），凉拌菠菜花生（菠菜 50 克、花生 5 克）。

加餐 草莓（75 克），牛奶（200 毫升）。

午餐 全麦馒头（全麦粉 50 克），松仁玉米（玉米 50 克、松仁 5 克），清蒸龙利鱼（龙利鱼柳 20 克），醋熘白菜（白菜 50 克）。

加餐 蓝莓（75 克），无糖酸奶（200 克）。

晚餐 蒸芋头（50 克），牛肉炖西红柿（西红柿 50 克、牛肉 25 克），芹菜炒豆干（芹菜 50 克、豆干 10 克）。

第 2 天
DAY 2

早餐 全麦面包片（30 克），脱脂牛奶（250 毫升），白灼生菜（生菜 50 克），水煮蛋（鸡蛋 1 个）。

加餐 香蕉（75 克）。

午餐 糙米芸豆米饭（糙米 10 克、大米 10 克、芸豆 5 克），彩椒牛柳（牛肉 25 克、彩椒 10 克），清炒荷兰豆山药杏鲍菇（荷兰豆 20 克、山药 30 克、杏鲍菇 20 克），拌黄瓜（黄瓜 20 克）。

加餐 苹果（75 克），雪梨汤（雪梨 30 克，水 300 毫升）。

晚餐 花生核桃豆浆（黄豆 20 克、大米 5 克、花生 2 克、核桃 2 克），蒸南瓜（50 克），油菜心炒虾仁（油菜心 50 克、虾仁 20 克），白菜炒木耳（白菜 50 克、木耳 10 克）。

早餐 蒸芋头(50克),酸奶(200克),拌豆芽(50克),炒鸡蛋(鸡蛋1个)。

加餐 桃子(75克)。

第**3**天
DAY 3

午餐 玉米面窝头(玉米面50克),香菇油菜(油菜40克、香菇10克),韭菜炒鸭胸肉(韭菜40克、鸭胸肉25克),拌苦菊花生(苦菊10克、花生5克)。

加餐 橙子(75克),脱脂牛奶(250毫升)。

晚餐 糙米藜麦米饭(糙米10克、藜麦10克、大米5克),蒸甘薯(20克),水煮蛏子(20克),西葫芦炒胡萝卜(西葫芦70克、胡萝卜30克)。

早餐 小米藜麦南瓜粥(小米10克、藜麦10克、南瓜5克),圣女果(20克),清炒西蓝花(30克),蒸鸡蛋糕(鸡蛋1个)。

加餐 樱桃(75克)。

第**4**天
DAY 4

午餐 玉米面饼子(玉米面50克),白灼油麦菜(油麦菜60克),牛肉金针菇(金针菇40克、牛肉25克)。

加餐 猕猴桃(75克),酸奶(200克)。

晚餐 蒸芋头(50克),海带炖豆腐(海带30克、豆腐30克),清蒸带鱼(20克),白灼快菜(快菜70克)。

第**5**天

DAY 5

早餐 全麦吐司(30克),脱脂牛奶(250毫升),炒甘蓝(甘蓝50克),水煮蛋(鸡蛋1个)。

加餐 香蕉(75克),柠檬奇亚籽水酸奶(柠檬2片、奇亚籽5克)。

午餐 燕麦紫米饭(紫米30克、燕麦5克、大米10克),蒸玉米(100克),白灼西生菜(西生菜50克),黑椒牛柳(25克),蒜蓉西蓝花(西蓝花50克)。

加餐 柚子(75克),鹰嘴豆(5克),酸奶(200克)。

晚餐 蒸南瓜(南瓜100克),烧鸡翅(鸡腿30克),香菇杏鲍菇炒胡萝卜(香菇20克、杏鲍菇20克、胡萝卜10克),炒甘蓝(50克)。

第**6**天

DAY 6

早餐 红枣豆浆(黄豆20克、红枣5克、水300毫升),全麦面蒸饼(全麦面30克),生菜(生菜50克),炒蛋(鸡蛋1个)。

加餐 红心火龙果(100克)。

午餐 南瓜红豆馒头(面粉30克、南瓜20克、红豆5克),蒜薹炒牛肉(蒜薹50克、牛肉25克),凉拌白菜魔芋丝(白菜50克、魔芋丝15克)。

加餐 橙子(50克),腰果(5克),酸奶(200克)。

晚餐 番茄鸡胸肉意大利面(意大利面40克、鸡胸肉25克、番茄25克),白灼秋葵(秋葵50克),冬瓜虾米汤(冬瓜25克、虾米5克)。

早餐	蒸土豆（60 克），脱脂牛奶（200 毫升），圣女果（50 克），香煎三文鱼（25 克）。
加餐	草莓（75 克），杏仁（5 克）。

第7天 DAY 7

午餐	藜麦玉米饭（藜麦 20 克、玉米粒 10 克、大米 15 克），西蓝花炒虾仁（西蓝花 75 克、虾仁 20 克），海带豆腐汤（海带 15 克、豆腐 20 克），醋拌萝卜（萝卜 25 克）。
加餐	橙子（75 克），酸奶（200 克）。

晚餐	全麦面馒头（全麦面粉 40 克），木须肉（黄瓜 40 克、猪里脊 25 克），莲藕炒荷兰豆（莲藕 30 克、荷兰豆 30 克）。

备注：

该膳食方案是按照能量水平 1200～1300 千卡而设计的，这个能量需要量水平一般适合于女童 3～5 岁，男童 3～4 岁。对具体个体而言，该能量需要水平仅仅是估计值，需要了解儿童目前体重并监测体重增长变化后判断是否需要调整能量摄入。

减肥餐食谱设计原则

我们给孩子的减肥食谱也不仅仅局限于一些固定的搭配，如果掌握了这几条原则，就能按照应季食材和家庭饮食习惯，来组合出以不变应万变的减肥食谱了，具体有哪些原则呢，我们一起看看吧！

总能量要保证，生长发育不影响。当孩子要面临减肥的时候，是要与成人减肥来区别对待的，在满足孩子日常新陈代谢和肢体活动的耗费之外，还需要额外的能量来供给生长发育，如果吃得太少，则会得不到足够的能量来长个子了。正是这个原因，孩子减肥的能量摄入不应被减去太多，给孩子

137

的减肥建议应当是温和的,为了保证孩子的生长发育,就算是在孩子减肥期间,每天的热量摄入也不应低于身体的基础代谢,切忌过度节食。

那么每天一共吃多少能量的食物是合适的呢?

婴幼儿时期基础代谢的需要约占总能量需要量的 60%,具体可参照《中国居民膳食营养素参考摄入量表》(每天能量需要:1 岁男孩 900 千卡,女孩 800 千卡;2 岁男孩 1100 千卡,女孩 1000 千卡;3 岁男孩 1250 千卡,女孩1200 千卡;4 岁男孩1300 千卡,女孩1250 千卡)。因此在孩子减肥期间,每天的膳食摄入总能量也应高于推荐能量的 60%,不可过低。

食物搭配要多样,营养不可少。我们都知道,孩子吃得有营养对生长发育非常重要,营养组成包括蛋白质、脂肪、碳水化合物、膳食纤维、维生素、矿物质等营养素。那么孩子已经有肥胖的情况了,是不是要减掉一些营养来帮孩子控制体重呢,答案是一定的。不过我们经常看到有些减肥食谱品种单一,甚至只有蔬菜,其实这样是不对的,不可以因为减肥就吃单一饮食(如只吃黄瓜、西红柿),而且食物要尽量多样化才能把各种营养素覆盖全面,在减肥期间孩子一样需要营养,要帮孩子控制体重,重要的是如何搭配。

《中国居民膳食指南(2022)》作为科学、适宜我国居民的膳食指南,给了我们一个合理的建议。2 岁即应开始养成与成人一致的平衡膳食生活方式,所以在一般人群膳食指南中提出的 8 条核心推荐(一、食物多样,合理搭配;二、吃动平衡,健康体重;三、多吃蔬果、奶类、全谷、大豆;四、适量吃鱼、禽、蛋、瘦肉;五、少盐少油,控糖限酒;六、规律进餐,足量饮水;七、会烹会选,会看标签;八、公筷分餐,杜绝浪费。)同样适合 2 岁以上所有健康儿童。

为了更形象地展示学龄儿童膳食指南关键推荐内容,根据儿童平衡膳食模式的合理组合搭配和食物摄入基本份数,制定了适用于所有儿童的"中国儿童平衡膳食算盘",其食物分量适用于中等身体活动水平下 8 ～ 11 岁儿童。算盘用色彩来区分食物类别,用算珠个数来示意膳食中食物分量。算盘分6层,从上往下依次为油盐类、大豆坚果奶类、畜禽肉蛋水产品类、水果类、蔬菜类、谷薯类。浅棕色表示谷薯,每天应该摄入5～6份;绿色表示蔬菜,每天4～5份;黄色表示水果,每天3～4份;橘红色表示动物性食物,每天2～3份;蓝色表示大豆坚果奶制品,每天2份;橙黄色表示油盐,每天1份。家长们可以给孩子准备一套孩子喜欢的餐盘,把孩子的注意力吸引到吃饭这件事情上,也方便更直观地看出每种食物在一餐中占的比例。

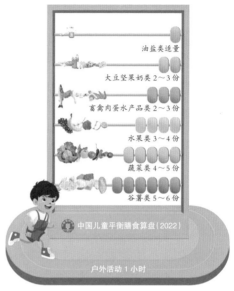

来源:中国营养学会.中国学龄儿童膳食指南(2022).北京:人民卫生出版,2022.

一日三餐,清淡烹饪,习惯养成最重要。孩子的一日三餐应该有一定的时间规律,并且做到早中晚3餐的能量比为3∶4∶3。值得一提的是,营养充足的早餐不仅可保障儿童和青少年能量和营养素的需求,还可防止超重和肥胖的发生发展。另外,应当保持清淡的烹饪方式,做饭过程中要少油、少盐、少糖,平时应多让孩子吃膳食纤维、维生素和矿物质含量高的蔬菜水果,少吃香肠、腌肉等加工类食品。帮助孩子培养健康饮食习惯,做到不偏食、不挑食、不暴饮暴食,避免盲目节食并合理选择零食,降低在外就餐频率。孩子减肥在不影响生长发育的前提下,应该是一个缓慢的过程,在这个过程中帮孩子建立起良好健康的饮食习惯,才能彻底告别肥胖,这才是最重要的。

减肥餐中的食物如何替换

给孩子设计的减肥食谱,应做到既能起到控制体重的作用,又能保证生长发育的需求,也就是既能很好地控制总能量,又能让孩子吃饱吃好。这听起来好像矛盾,其实只要控制好总能量和脂肪的摄入,同时保证蛋白质及其他各种营养素的摄入,就可以做到了。家长们掌握好食物替换的方法,就能让孩子吃得营养又不发胖。让我们看看如何把同类食物替换成不易发胖的食物吧。

主食——粗粮替代细粮。在孩子的减肥食谱中,主食必不可少甚至十分重要,但是我们要替换掉其中的部分米饭、面条、馒头,也就是我们通常所说的精米精面。经科学调查研究显示,提高全谷物摄入量可减少体重增长风险以及降低其危险因素,与膳食纤维摄入增加,总脂肪和饱和脂肪摄入下降有关。稻米、小麦、大麦、燕麦、黑麦、黑米、高粱、青稞、黄米、小米、粟米、荞麦、薏米、豆类、玉米等都是全谷物的良好来源。可以给孩子准备杂粮饭,玉米面杂粮米面馒头,赤豆、芸豆、绿豆馅料的豆包等。另外,甘薯、土豆等薯类也属于主食类,如一起食用,应替换掉同等的主食的分量。

蔬菜水果——蔬菜"随便吃",水果适量吃。绿色蔬菜孩子如果接受较好,可以多吃一些,比如菠菜、黄瓜、西蓝花、白菜、甘蓝、黄瓜、芹菜等高纤维蔬菜;胡萝卜、红萝卜、南瓜等甜味蔬菜相比较来说含有一定的糖分,如果之前的饮食习惯中有吃得过多的情况,可以适当减少这类蔬菜的摄入。

与蔬菜相比较,水果应适量,而且有些纯甜口味的水果也是不利于减肥的,可以多选择如苹果、圣女果、草莓、橙子、橘子、柚子、猕猴桃等低热量、维生素丰富的水果。但是需要注意的是,蔬菜和水果不能互相替换,果汁等加工水果制品不能替代鲜果。

肉蛋奶——"白"肉替代"红"肉。鱼、禽、蛋、瘦肉均属于动物性食物,富含优质蛋白质、脂类、脂溶性维生素、B族维生素和矿物质等，是平衡膳食的重要组成部分。此类食物蛋白质的含量普遍较高，其氨基酸组成更适合人体需要，利用率高，但脂肪含量较多，能量高。

水产品类脂肪含量相对较低，禽类脂肪含量也相对较低，其脂肪酸组成优于畜类脂肪，选择应先于畜肉，此处的水产、禽类称之为"白"肉，畜肉为"红"肉。

蛋类各种营养成分比较齐全，营养价值高，但胆固醇含量也高，摄入量不宜过多。畜肉类脂肪含量较多，但瘦肉中脂肪含量较低，因此吃畜肉应当选瘦肉，其中牛肉的脂肪含量最低，蛋白质含量最高。

减肥期间的牛奶应替换成脱脂牛奶，如果孩子乳糖不耐受——喝奶后胃肠道不舒服，也可以选择无糖酸奶。

调味料——天然的替代加工的。减肥期间应控制做菜过程中油、盐、糖的摄入量。油类含有人体所不能合成的必需脂肪酸，但总油脂摄入量偏高是不利于控制体重的。控制油类食用量最好的办法就是少吃油炸食品及市售加工食品，市售加工食品通常为了口味而添加较多的油、盐、糖。如果孩子已经有了口味偏重的习惯，可以通过不同味道的调节来减少对咸味的依赖，如加入一点醋，也可以使用天然调味料，如花椒、八角、辣椒、葱、姜、蒜等。糖是我们在减肥中一定要控制的，不仅是日常的零食糖、白砂糖，果汁、饮料、甜品中的糖含量通常也非常高，可以帮孩子把这些含糖的零食和饮料，用原味的坚果来替换。

食物替换并不等于完全的换掉哦，只是适当减少供能高的食物所占分量，一顿饭吃得要"五颜六色"才最健康。

减肥餐食谱推荐

在这部分的最后,为家长们介绍几道减肥食谱的制作方法。

 白灼西生菜

食材:西生菜,葱,蒜,盐,海鲜酱油,蚝油

做法:西生菜撕片,葱切丝,蒜切末,盐、海鲜酱油、蚝油、水调汁备用。锅中水烧开后放入西生菜焯熟,变色微软即可,盛出摆入盘中,锅中倒植物油,小火炒蒜末,炒到微金黄色,倒入调好的汤汁和葱,炒匀出锅,倒在准备好的西生菜上。

其他白灼蔬菜做法通用。

 香煎三文鱼

食材:三文鱼

做法:三文鱼 50 克切片(孩子接受的厚度),平底不粘锅烧热,开最小火,刷一层橄榄油,把鱼正反面煎至微金黄色,出锅后撒少许盐。

其他鸡胸肉、牛排等也可以参考这个做法,需要特别注意的是,热锅凉油,用不粘锅刷少量油即可。

醋拌萝卜

食材：萝卜片，姜，蒜，香菜，醋，海鲜酱油，糖，盐

做法：萝卜切片，姜蒜切块，香菜切末，醋、海鲜酱油、少量糖和盐调汁。把调好的汁加姜、蒜、香菜一起倒入密封盒，加适量水没过萝卜拌匀，密封放入冰箱冷藏两小时，爽脆可口的萝卜片就做好了。

 芹菜彩椒炒牛肉

食材：牛肉，芹菜，彩椒，蒜，黑胡椒，酱油，蚝油，淀粉

做法：牛肉切粒，芹菜切段，彩椒切条，蒜切片，黑胡椒、酱油、蚝油、淀粉调汁。牛肉加入调好的酱汁腌10分钟，热锅凉油下蒜片爆炒出香味，加入牛肉、芹菜、彩椒炒熟，出锅前加少许盐。

 杂粮米饭

食材：黑米，藜麦，大米

做法：黑米、藜麦、大米按1：1：4比例混合，加水浸泡两小时，按米和水1：1.5的比例放入电饭煲中，水的比例可以根据孩子口味调整。

super

kg!!

我的
超级减肥计划

7 天减肥计划

要学会计算宝宝的身体质量指数,来判断孩子是否需要减肥。BMI =
体重(千克) ÷ 身高的平方(米^2)。学龄儿童青少年的 BMI 参考下表。

中国学龄儿童青少年超重、肥胖筛查身体质量指数分类标准

单位:千克 / 米^2

年龄 / 岁	超重		肥胖	
	男性	女性	男性	女性
7 ～	17.4	17.2	19.2	18.9
8 ～	18.1	18.1	20.3	19.9
9 ～	18.9	19.0	21.4	21.0
10 ～	19.6	20.0	22.5	22.1
11 ～	20.3	21.1	23.6	23.3
12 ～	21.0	21.9	24.7	24.5
13 ～	21.9	22.6	25.7	25.6
14 ～	22.6	23.0	26.4	26.3
15 ～	23.1	23.4	26.9	26.9
16 ～	23.5	23.7	27.4	27.4
17 ～	23.8	23.8	27.8	27.7
18 ～	24.0	24.0	28.0	28.0

来源:中国肥胖问题工作组.中国学龄儿童青少年超重、肥胖筛查体重指数分类标准。中华流行病学杂志,2004,2(25):97-102。

学会计算每天能量摄入量。由于孩子还在成长阶段,不能盲目通过节

食等方法减重,否则会影响身体的发育。所以需要了解孩子在不同阶段成长所需要的能量摄入量,来判断孩子在减肥阶段每天需要达到的能量摄入。具体可参考下表。

中国儿童青少年膳食能量推荐摄入量

年龄 / 岁	兆焦 / 天		千卡 / 天	
	男生	女生	男生	女生
6	7.10	6.70	1700	1600
7	7.53	7.10	1800	1700
8	7.94	7.53	1900	1800
9	8.36	7.94	2000	1900
10	8.80	8.36	2100	2000
11 ～ 13	10.04	9.20	2400	2200
14 ～ 18	12.13	10.04	2900	2400

注:摘自《中国居民膳食营养素参考摄入量》表 2-54。

国际上推荐的科学减肥速度是每周减少 0.5 ～ 1 千克。对于孩子而言,保持 0.5 千克 / 周的速度,即每天消耗能量比摄入能量多 250 ～ 500 千卡为好。

餐单举例。7 天减肥主要以调整饮食和增加运动为主。其中饮食方面:以早餐能量占 35%、午餐占 45%、晚餐占 20% 的比重,使用蒸、煮、凉拌等方式进行少油、少盐的清淡搭配。还要注意多吃新鲜蔬菜、水果、粗粮,少食用含糖量高的饮料、甜点等。一日餐谱如下表所示。

10 ～ 12 岁小学生食谱举例及食谱营养评价

早餐	椒盐花卷	面粉 100 克
	煎鸡蛋	60 克
	牛奶	250 克
	橘子	100 克
午餐	土豆炖牛肉	牛肉 30 克, 土豆 80 克, 植物油、盐、葱、姜、酱油适量
	素炒莴笋	莴笋 100 克, 植物油、盐适量
	青菜汤	青菜 50 克, 植物油、酱油、胡椒粉、葱、姜各适量
	米饭	大米 150 克
晚餐	馄饨	肥瘦猪肉 50 克, 鸡蛋 30 克, 青菜 120 克, 水发木耳 5 克, 植物油、香油、酱油、盐、葱、姜各适量, 面粉 125 克
	馄饨汤	水发紫菜 5 克, 海米 5 克, 盐、胡椒粉各适量

食谱营养评价

营养素	含量	10 ～ 12 岁 DRIs	占 DRIs/%	功能比 /%
蛋白质 / 克	74	75	98.7	14.6
脂肪 / 克	53	功能比 25% ～ 30%		23.4
碳水化合物	316	功能比 55% ～ 65%		62.0
能量 / 千焦	8502	9614		
钙 / 毫克	299	1000	59.9	
铁 / 毫克	15	17	88.9	
维生素 A/ 微克	320	700	45.7	

营养素	含量	10 ~ 12 岁 DRIs	占 DRIs/%	功能比 /%
维生素 B_1/ 微克	1.5	1.2	123.3	
维生素 B_2/ 微克	0.8	1.2	66.7	
维生素 C/ 毫克	67	90	74.0	

注:《中国学龄儿童少年超重和肥胖预防与控制指南（试用）》，中华人民共和国卫生部疾病预防控制局，2007 年 3 月。

此外，还要注意增加身体活动，减少不活动的时间（例如看电视，用电脑等），保证孩子每天进行 40 ~ 60 分钟活动。

21 天减肥计划

在行为心理学中，人们把一个人的新习惯或理念的形成并得以巩固至少需要 21 天的现象，称之为 21 天效应。这是说，一个人的动作或想法，如果重复 21 天就会变成一个习惯性的动作或想法。所以 21 天的减肥计划中，最重要的是开始给孩子培养健康的饮食和运动习惯等有利于减肥的行为。

第一步，建立行为目标以达到目标体重。

在行为养成的初期，首先要发现原来饮食行为中导致孩子发胖的因素。根据流行病学统计显示，导致孩子发胖的常见因素有如下 4 点。

偏好高糖高油食物。喜欢吃甜食、油腻食物，喜欢喝含糖饮料。

食物种类单一。爱吃肉,不爱吃蔬菜等纤维素多的食物。

饮食习惯不规律。不吃早餐,睡前吃夜宵,暴饮暴食,经常吃零食。

缺乏运动习惯。饭后静卧,缺乏运动。

这些不良的饮食习惯,是导致儿童肥胖的重要原因,应当认真加以纠正,这样才能避免儿童肥胖的发生。

第二步,培养健康的饮食行为。

限制摄入高能量、缺乏微量营养素的食品,如膨化食品;限制摄入加糖软饮料;不吃糖果、甜糕点、饼干等甜食,尽量少吃面包和土豆;脂肪的摄入量占比不超过一天总能量的 30%,少吃肥肉,尽量选择含不饱和脂肪酸的食物;可适量增加含蛋白质食物,如豆制品、瘦肉等。

要做到合理膳食、食物多样、谷类为主。做到每天吃水果蔬菜,常吃奶类、豆类及豆制品,经常吃适量的鱼、禽、蛋、瘦肉,同时还要增加谷类、蔬菜和水果的占比。可参考下表。

营养摄入等级

	水果	蔬菜	谷物制品	奶类及替代品	肉类及替代品
营养质量差	√	√			
营养质量较好	√	√	√		
营养充足	√	√	√	√	√

注:以上 5 类中,如果一天之中食用了 2 类或者少于 2 类为营养质量差,食用了其中 3 类则为营养质量较好,如果能食用够 4 类以上则为营养充足。

同时每天固定用餐时间和用餐量，不要用食物作为奖励；有意识减缓孩子吃饭速度，看电视时不进食，引导细嚼慢咽，家里不储备任何形式的高热量食物。

第三步，坚持身体活动。

保证作息时间规律，早睡早起，不睡懒觉。

保证每周至少3～5次的运动频率，每天至少40～60分钟的运动时间。每天餐后站立或走动30分钟。避免久坐不动和长时间视屏，每坐1小时就要进行身体活动，每天视屏时间不超过2小时，且越少越好。并组合不同类型的活动，做到运动强度、形式的多样化，如散步、跑步、游泳、打篮球、俯卧撑、引体向上等。

除了膳食因素，我国儿童普遍身体活动不足、睡眠不足也是重要的肥胖因素。中国营养学会建议学龄前儿童每天要睡13个小时以上，小学生每天至少要睡10个小时。因此，学校、家长和社区应该配合起来，积极培养儿童养成健康的生活方式。

最后，需要强调的是，并不是一提减肥就一点零食都不能吃，学龄前儿童肥胖是处于发育期的肥胖，要避免极端地限制热量，学龄前儿童每年能增高5～6厘米。在孩子减肥期间，家长可以每月监测一次孩子的体重和身高，以确保减肥不会影响孩子的正常发育。

3个月减肥计划

减肥的意识和习惯逐渐养成后，可以开始逐渐制订规范的操作流程，确保减肥计划能够按时地完成，而主要干预措施的结果应每3个月评估一次，确保有效性。

第一步,培养健康饮食行为的意识。

在 21 天减肥计划中曾提及营养充足的饮食需要摄入多种元素,减肥之前要先了解孩子的食物需求情况,减肥的过程中既要保证营养的均衡,同时还要有减肥的效果,不能盲目追求减肥的效果,而忽视了健康,要培养一个健康减肥观念。

第二步,计算减肥需要的每日能量需求,记录热量的每日摄入目标。

在 7 天减肥计划中,我们介绍过不同年龄 BMI 和每日摄入目标的对照表。现在市场上已有许多手机软件(App)可以帮助家长记录孩子的每日饮食,如果不方便借助网络,也可以自己用笔记本记录每日摄入、消耗的能量值。下表为常见食物的能量密度。

常见食物的能量密度(每 100 克食物所提供的能量)

食物名称	能量(千卡)	能量(千焦)
奶油	909	3803
巧克力	588	2460
饼干	435	1820
蛋糕	345	1443
米饭(蒸)	116	485
鸡翅	192	803
猪肉(腿)	189	791
带鱼	127	531
豆腐	81	339

食物名称	能量（千卡）	能量（千焦）
马铃薯	76	318
南瓜	22	92
芹菜	14	59
核桃	625	2615
花生仁（炒）	588	2460
奶糖	400	1674
油饼	400	1674
馒头	222	929
甘薯	99	414
炸鸡	213	891
鸡蛋	145	607
牛肉（腿）	106	444
香蕉	91	381
苹果	52	218
黄瓜	15	63
冬瓜	11	46

第三步，制定运动目标、增加身体活动量，预留弹性空间。

在日常生活中，尽可能让孩子每天做到：户外活动、打扫房间、步行上下学等身体活动。根据孩子的实际情况，还可以选择不同强度的运动方式，下表为不同身体活动的能量消耗参照。但切记，不要为了过度减肥而选择强度大于孩子现阶段所能承受的运动，否则将适得其反。

不同身体活动的能量消耗

活动项目	每千克体重每活动 1 分钟的能量消耗	
	千卡/（千克·分钟）	千焦/（千克·分钟）
家务活动		
盥洗、穿衣	0.045	0.188
烹饪、扫地	0.048	0.201
铺床、清扫房间	0.056	0.234
擦地、擦玻璃	0.062	0.259
休闲活动		
立位	0.060	0.251
走、跑	0.088	0.368
乘车	0.027	0.113
步行（缓慢）	0.048	0.201
上下楼	0.057	0.239
跳舞（中等强度）	0.061	0.225
跳绳	0.130	0.544
钓鱼	0.062	0.259
运动		
体操	0.053 ~ 0.066	0.222 ~ 0.276
武术：少林拳	0.121	0.506
跑步（跑走结合，< 10 分钟）	0.098	0.411
慢跑	0.115	0.481
爬山	0.121	0.506
划船	0.060	0.251
羽毛球	0.075 ~ 0.091	0.214 ~ 0.381

活动项目	每千克体重每活动 1 分钟的能量消耗	
	千卡/（千克·分钟）	千焦/（千克·分钟）
台球	0.042	0.176
乒乓球	0.068	0.285
排球	0.052 ~ 0.076	0.218 ~ 0.318
篮球	0.098 ~ 0.138	0.410 ~ 0.577
网球	0.109	0.456
足球	0.132	0.552
滑冰	0.084 ~ 0.115	0.352 ~ 0.481
滑旱冰	0.115	0.481
骑自行车		
慢骑	0.058 ~ 0.101	0.243 ~ 0.423
快骑	0.101 ~ 0.142	0.423 ~ 0.594
游泳		
10m/min	0.050	0.209
20m/min	0.070	0.293
30m/min	0.170	0.711

来源：中华人民共和国卫生部疾病控制司.中国成人超重和肥胖症预防控制指南.北京：人民卫生出版社,2005：41-46。

需要注意的是,减肥计划有时候会增加经济成本,在制订计划的时候需要考虑到经济预算,制订合理可执行的减肥计划,在执行过程中,也可增加弹性,偶尔让孩子饱餐一顿,便于计划的长期、顺利执行。

半年减肥计划

经过之前的习惯培养和计划执行,我们可以发现影响肥胖发生发展的重要因素包括高能量密度膳食、不健康的饮食行为、低身体活动水平和静态生活方式等。虽然调整这些因素有助于我们有效减肥,但减肥并不会按照一个固定的速度持续下去,基本上是越往后越困难,通常在 6 个月后体重停滞,如果快速减肥会更快进入停滞期。所以一般半年的减重目标最多在 10 ~ 12.5 千克,并在减重进行到 3 ~ 6 个月阶段时需要对减肥效果进行医学评估。

评估指标

评估基本指标有 BMI、腰围、体脂率、血压、体型、心率等,这些指标家长在家中就可以对孩子进行测量。除此之外,还有一些生化指标可供参考,但这些指标的测量及解读需要在医学专业人员的指导下进行,这里我们仅列出一些作为参考。

部分生化指标及其正常范围值

生化指标	正常值
葡萄糖	
空腹血糖	3.9 ~ 6.1mmol/L
2 小时口服葡萄糖耐量试验	< 7.8mmol/L
糖化血红蛋白	4% ~ 6%
胆固醇	
总胆固醇	2.83 ~ 5.20mmol/L

续表

生化指标	正常值
低密度脂蛋白（LDL）	3.37 ～ 4.12mmo/L
高密度脂蛋白（HDL）	1.16 ～ 1.55mmo/L
甘油三酯	0.45 ～ 1.69mmol/L
其他	
促甲状腺激素	0.4 ～ 3.0μIU/ml
游离甲状腺素	2.4 ～ 15.4pmol/L

由于肠道菌群是生物体胃肠道功能的重要组成部分,对宿主的营养、代谢和免疫有着重要作用,可以调节宿主脂肪吸收、存储相关的基因,进而影响能量平衡。菌群失调可能与肥胖的发生发展具有一定的相关性。所以,通过膳食干预改变菌群构成(如喝酸奶、多吃膳食纤维)将会有效改善肥胖者的健康状况。

文化心理因素

在长期的减肥计划中,除了身体健康外,对孩子的心理关注也必不可少。超重肥胖的儿童和青少年由于体型臃肿,运动能力较低,同时还要面对社会偏见等舆论的压力,影响他们在学校的表现和社会交往的能力,对其心理健康有长期而严重的影响,甚至会造成儿童和青少年时期的心理精神障碍(如社会歧视、自卑、抑郁)。心理和行为方面的损害还会延续到成年,对成年后的心理、行为以及社会适应等都会造成持续而严重的不良影响。

超重肥胖的儿童和青少年容易采取一些非正常的节食行为试图改变自

己的体型,其中包括服用减肥药、催吐、长时间不进食及服用泻药等,最后可导致神经性厌食。这种行为还可形成补偿性的无节制进食,表现为过度进食、没有饥饿感时也进食、独自进食,并感觉抑郁和内疚,被称为无节制的饮食失调症。这种情况下,希望家长能注意到孩子的问题,多做心理疏导。

电视广告的影响

由于科学技术的高速发展,现在孩子能接触到的信息也变得五花八门,大众媒体上诱人的高热量食物广告、营销宣传对于还未具有独立思考辨别能力的孩子们来说是一个难以抵挡的诱惑。再加上便捷的交通和购买方式,使得这一行为更容易达成。另外,能吃是福、以胖为福的传统观念可能也会对此有影响。所以,家长要学会限制孩子接触营销宣传(例如限制看电视)以及教会孩子抵制诱惑和营销策略。

此外,家长还应当教会孩子选择健康食品的方法(如阅读营养标签)。在购买商品食物时,要注意包装袋上标注的份量、热量、脂肪和胆固醇、碳水化合物、蛋白质、维生素和矿物质、每日百分比值等信息。

总之,在孩子减肥的道路上,父母是最好的榜样,父母的言传身教可以帮助孩子树立健康饮食行为的榜样。

减肥效果评估方法

减肥会让家长与孩子付出很多时间与精力,从前期调查到执行再到从根本上改变生活方式,最重要的目标就是能够真正地达到减肥的效果。接下来我们就聊一聊哪些指标能够评价减肥的效果。

如果大家曾经去过健身房就应该有过类似的经历:店员带你来到体脂

秤前,提示你脱下袜子站上去。接下来在上面站几秒,屏幕上就会出现一系列健康指标:体重、BMI、体脂百分比、肌肉百分比、基础代谢率(预测)等。以上说的这些都是减肥效果评价指标,另外胸围、腰围、臀围、心率、收缩压与舒张压等也是常见的减肥效果评价指标。

体重与 BMI。单纯体重下降肯定是好的,但最好的办法还是利用 BMI,根据既往 BMI 的数值变化绘制变化曲线。一方面,评估 BMI 是否有明显的变化;另一方面,计算与理想的 BMI 间还存在多少差距,根据差距制订下一个周期的减肥计划。

体脂百分比和肌肉百分比。体脂和肌肉含量对儿童和青少年健康也非常重要,过低的体脂含量也会导致激素分泌的异常,建议家中准备一台简易的体脂称,或者去专业机构测量。

胸围、腰围、臀围。胸围、腰围与臀围统称三围,对于健康状态的评估也是重要的指标,减肥过程中三围应随着体脂率的下降而不断下降。体重下降并不是代表肥胖的终止,如果腰围和臀围过大也会增加健康的风险。

心率。心率监测是评估运动时身体的承受能力。运动时,心率太高会超出心脏的耐受范围,要休息一定时间,让心脏恢复正常的运转以后才可以考虑继续运动。最高心率达到(220- 年龄)× 60%,就可以。

血压。收缩压和舒张压,也是平时我们说的血压的高压和低压。减肥是有利于降血压的,因为高血压的人多数是比较肥胖的,肥胖的人体内脂肪较多,血脂自然也很高,因此会导致高血压,如果患者可以把体重降下来,消除体内的脂肪,血压也是可以降下来的,肥胖和血压的关系很密切。血压正常值收缩压就在 90 ~ 140 毫米汞柱之间,舒张压在 60 ~ 90 毫米汞柱之间。

学会计算体脂率

前文已经提到,有众多评价减肥效果的指标,体脂百分比也是其中之一。它是方便、快捷、科学、直观地评估减肥效果的指标。

体脂就是身体脂肪含量,体脂率就是指人体脂肪占人体体重的比率,即:脂肪重量/体重 × 100%。为什么说体脂率重要呢? 首先,请你思考一下,体重较重的人就一定胖吗? 体重较轻的人就一定瘦吗?

肌肉和脂肪都是人体重要的组成部分,但它们的密度是不同的。哺乳动物肌肉组织的密度是 1.06kg/L,而脂肪组织的密度是 0.9196kg/L,相同质量下,脂肪比肌肉增加了大约15%的体积。所以,肌肉多的人比较会藏重量,脂肪多的人,可能会显得比较浮肿。

男性和女性由于性别和身体构造的差异,正常体脂率的标准差距较大。正常成年人的体脂率分别是:男性15% ~ 18%,女性25% ~ 28%。体脂率应该维持在这个正常的范围内才能保证身体的健康。

目前,比较专业的测量方法是:生物电阻抗法(BIA)。主要原理是将身体简单分为导电的体液、肌肉等,以及不导电的脂肪组织,测量时由电极片发出极微小的电流经过身体,若脂肪比率高,则所测得的生物电阻较大,反之亦然。目前,市场上有许多电子秤都带有 BIA 测量功能,可以作为参考。

科学把控减肥速度很重要

提起减肥,家长往往比孩子还要心急,恨不得一夜之间瘦成闪电。这种迫切的心情可以理解,但俗话说,一口吃不成胖子,想一夜暴瘦也是不现实的。

一般来说,从正常体重到肥胖,往往要经历数月甚至数年的时间,在这个过程中各个器官、循环和内分泌系统都因为逐渐适应了体重的变化,才不会出现生病的情况。但是,如果短期内体重快速下降,比如在一周内下降3～5千克,身体就会因难以适应,而诱发健康风险。

比如说,减肥速度太快不仅会导致皮肤松弛,还会因制造淋巴细胞的相关原料不足导致淋巴细胞减少而出现免疫力下降。内分泌系统也会出现紊乱,进入青春期以后的女孩还会增加闭经的风险。如果过度节食,运动量过大,会造成肌纤维分解,运动能力下降,严重的还会增加患胆石症的风险。而且,事实证明快速减肥后续出现复胖、反弹的概率非常高,所以快速减肥的做法是不科学的,也是不可取的。

儿童和青少年减肥的目的不仅是要去除脂肪带来的风险,更要兼顾健康,否则顾此失彼就得不偿失了。那么,如何调控减肥速度才是科学的呢?

减肥的速度要视孩子的具体情况而定,兼顾平衡餐食、运动形式和睡眠时间等方面,科学合理地考虑。也就是说要制订一份分阶段减肥计划表,依据计划表循序渐进,不应以主观意愿随意改变计划。当然,减肥计划也并不是一成不变的,可以根据孩子的健康情况和承受能力适度调整。

要科学把握减肥速度。减肥初期以水分丢失为主,因此速度都会很快,一周后是脂肪陆续地减少,因此前期效果尤为明显,但第2～3周减重速度会慢,第4周减重速度又会稍快一点。总体来说,儿童和青少年最佳的减重速度是每周体重减轻1%～2%,以体重45千克为例,每周减轻0.45～0.9千克即可,更快则可能有损害健康的风险。

正确认识减肥平台期,科学应对。在所有减肥过程中都会遇到平台期,一般是减肥开始2～3个月以后,孩子体重下降突然不明显了,以为是孩子偷懒,或者方法无效,其实都不是。主要原因是身体逐渐适应能量摄入与消耗的变化,以及肌肉组织的增长,都是导致平台期的原因,而且在整个减肥周期中可能会多次出现平台期。

我们要做的是科学掌握减肥的目的,不仅是要减体重,更是要分解掉多余的脂肪,即便在平台期体重变化不大,脂肪依然是分解的。在这个阶段,家长要做的就是继续鼓励孩子,适当调整有氧运动所占的比例即可,千万不要改变减肥计划,更不要调整食谱。这个阶段一般会持续 7 ~ 30 天,体重每个月下降 1% ~ 2% 即可。

要定期为孩子健康体检。减肥过程中要每隔 2 ~ 3 个月,检查一下健康指标变化情况,例如血常规、生化指标和肝脏超声检查等。一方面是检验减肥的效果,另一方面是为了评估孩子的健康状况,适时调整减肥计划。

正所谓欲速则不达,减肥其实也是一个缓慢的过程,秘诀则在于持之以恒。

做到这 7 点,减肥不反弹

在孩子减肥的路上,是否反复决心不瘦誓不收兵,是否一次次忍痛拒绝孩子对冰激凌渴望的眼神。的确,汗水不能白流,减下来的肥肉,也绝不能这么轻易就又贴回去。

但事实上,却是很多孩子好不容易瘦下来,没多久又复胖了,到底是什么原因,又该怎么办呢? 别急,只要你能做到这 7 点,就能守住胜利的果实。

要解决体重反弹的问题,首先就要了解减肥后反弹的原因。

最常见的原因就是意识上的松懈,节食减肥后恢复饮食,以及减肥后不能坚持运动，这些都会让人变回之前的体重甚至更胖。因为饥饿会使你的肌肉率降低，同时会降低你的新陈代谢，让身体进入一个能量储存的状态。当你饮食习惯改回来后，这些能量和脂肪就会瞬间堆积，缺少了运动带来的能量出口，如果再肆意地吃高糖、高油、高脂肪的食物，那就更容易胖回来。

在减肥过程中，或者达到了理想体重之后，只要坚持以下几点，就不会发生反弹复胖的问题。

让孩子主观上认识到维持体重的重要性。无论是减肥还是保持体重，最终的执行者和受益人都是孩子，作为家长不可能分分秒秒都督促和监督。所以，关键点就在于让孩子明白拥有合理体重才能拥有健康的未来。

做好减肥计划，严格参照执行。尤其是减肥初见成效之后，更要努力坚持，经过努力之后，身体的代谢逐渐适应，这时候更需要按照既定的减肥计划，稳固减肥的效果，切莫半途而废，导致减肥失败。数据显示，60% 以上的减肥失败者都是因为没有严格按照减肥计划执行而导致的。

学会每天记录体重变化。家中常备一个体重秤，每天称量并记录体重的变化情况，绘制体重变化周期曲线图。一方面是为调整减肥计划做评估，另一方面也是对自己减肥的督促与监督。当一段时间内体重无明显变化甚至增长，那就要查找原因，及时调整。

学会计算食物热量，衡量食物分量。无论是减肥期间，还是体重维持阶段，都要关注摄入的食物热量问题，每天固定在一个范围内，不建议波动较大，以免影响代谢。这就需要学习如何计算食物热量。一般来说，食品包装上都会有相应的热量标识，对于无包装食品也可以通过食物成分表加以计算，例如白饭的热量通常为 116kcal/100g（熟重）。

学会选食物，多吃高膳食纤维食物。均衡饮食是健康的前提，在此基础上儿童和青少年要多吃一些蔬菜和水果,以及其他富含膳食纤维的食物。这些食物不仅热量低,还能够增加饱腹感,利于忘记饥饿感。日常生活中还要多喝白水,拒绝饮料。日常吃饭要细嚼慢咽,少吃自助餐。

坚持运动的习惯。运动是健康的基础,要让孩子爱上运动,而不是为了减肥而运动。所以在选择运动形式的时候,要充分征询孩子的意见。此外,在运动的过程中家长和朋友的陪伴,能够增加孩子运动的积极性。

改变原有的生活方式。排除遗传因素,孩子之所以会胖起来,主要还是与不良的生活方式有关,例如暴饮暴食、喜爱甜食和肉类、运动少、天天在椅子上或者床上、爱喝含糖饮料等,这些都是造成肥胖的原因。正所谓治病需除根,要建立一个健康的生活方式,是保持减肥成果、体重不反弹的根本。否则即便艰苦地瘦下来,不用一个月就又会回到原来的体重。

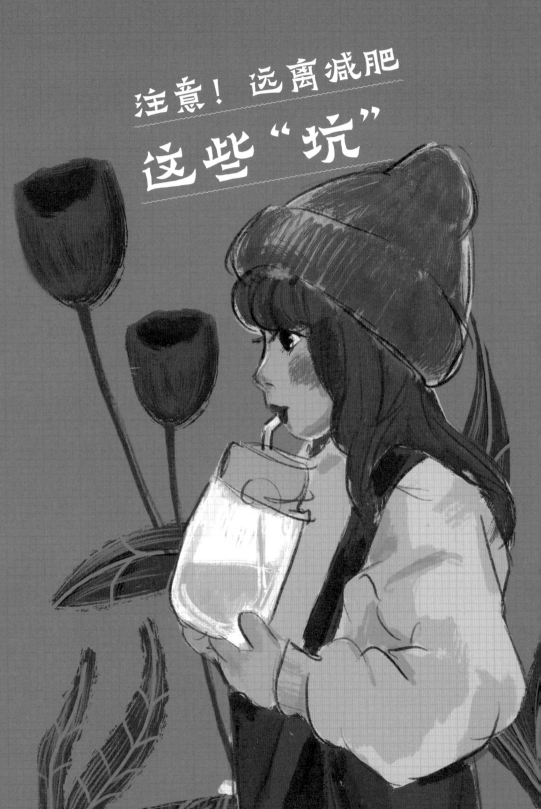

肥胖是营养过剩？还可能是营养不良

提到肥胖，我们首先想到的原因就是营养过剩，但是，相当一部分肥胖的儿童和青少年都不只有营养过剩的问题，儿童和青少年肥胖的元凶还可能是营养不良。

营养过剩会导致儿童和青少年肥胖是毋庸置疑的。近年来，由于人们生活水平的提高和快餐文化的盛行，不少家庭中出现了小胖墩、小胖妞。孩子吃得多了，种类也更丰富了，营养物质多得消耗不了，在体内堆积起来，自然就慢慢地胖起来了。

然而，吃得多就一定营养均衡全面吗，吃得多就一定是营养过剩吗？答案是否定的。其中，很大一部分肥胖的儿童和青少年存在挑食、偏食、饮食不均衡等问题。爱吃甜食、油炸类食物，因而摄入了过多的高热量、高脂肪食物，而又不爱吃水果蔬菜及豆类等食物，导致微量元素和蛋白质等摄入不足。饮食单一或者不均衡，再加上运动不足，长此以往，一个营养不良的胖小孩就诞生了。

另外，家庭环境也是导致肥胖的原因之一。尤其是一些思想落后的地区，家长们认为孩子吃得多、吃得胖就是健康，多吃肉就会强壮。在这种思想的作用下，家长往往忽略了营养均衡的重要性，导致肥胖的儿童和青少年营养不良的发生。

《2017年中国居民食品营养健康关注度大数据》调查报告中，中国疾病预防控制中心营养与健康所研究员霍军生指出：我国儿童营养现状仍不乐观，儿童肥胖问题日趋严重，值得注意的是，肥胖也属于营养不良。

肥胖儿童是由于饮食习惯、环境影响以及遗传因素等原因吃得多且食欲旺盛，脂肪在体内大量堆积，体重上升，导致血糖、血脂高，许多营养物质在体内堆积造成营养过剩。但是,肥胖的孩子所有的营养物质都是过剩的吗?我们需要注意,肥胖儿童不只有营养过剩的问题。

根据大数据调查显示,肥胖儿童的营养不良问题包括钙、铁、钾、锌、维生素、叶酸等微量元素的缺乏以及膳食纤维的缺乏等。

如果长期缺乏铁,孩子会出现头晕乏力、易疲劳、贫血等表现。而缺钾会影响酸碱平衡和神经系统的正常运作,缺乏钙和维生素 D 则会影响骨骼的生长发育甚至出现佝偻病等。

由此可见,胖孩子也可能会出现营养不良的表现,严重的甚至会影响孩子的生长发育和身体健康。所以,不要以为胖孩子就一定健康强壮,就一定只是营养过剩了,只要把体重减下去就行了。我们还应该注意肥胖儿童的营养不良问题,别让体重耽误了孩子的生长发育。

胖孩子减肥的路上,不能只有"管住嘴、迈开腿",单纯的减重可能会加重营养不良,在减糖、减脂的同时,还要避免饮食单一。减肥的重点应该放在调整饮食结构上,适度多吃水果蔬菜、谷类豆类等。另外,还应该多饮水、适度进行一些户外运动。因为饮水可以促进水溶性微量元素的吸收,而阳光中的紫外线则可以促进维生素 D 的合成从而促进骨骼发育。

不是所有的儿童肥胖都应该减肥

所有的胖小孩都应该减肥吗?答案当然是否定的。那么,到底什么样的肥胖儿童应该减肥,什么样的不应该减肥呢?

我们已经知道了儿童肥胖的分类,分为单纯性肥胖和继发性肥胖,其中绝大部分儿童肥胖是单纯性肥胖。单纯性肥胖是单纯由于不良饮食和生活习惯导致营养过剩引起的儿童肥胖，不涉及病理的因素。而继发性肥胖是由于各种病理因素引起的肥胖。

说到这里，可能大家会疑惑，明明是在讲儿童减肥，为什么要了解这些定义呢？因为，只有单纯性肥胖可以仅仅通过控制饮食和增加运动等方式进行减肥，达到减轻体重的目的。而继发性肥胖，我们不能仅以减轻体重为目的，对因治疗才是关键。

有哪些疾病会导致继发性肥胖呢？

伴肥胖的遗传性疾病

现如今已经发现有多个与肥胖有关的基因，由于某些基因引起的遗传综合征，如普拉德－威利综合征，患有这种病的人喂养困难、生长缓慢，一般自 2 岁左右开始无节制饮食，因此导致体重持续增加及严重肥胖；还有巴尔得－别德尔综合征、部分三体综合征等疾病，都会导致儿童肥胖的发生。由于这些原因导致的肥胖儿童，仅仅减重只会耽误病情。早期诊断、早期干预、延缓疾病进展、防治并发症才是重中之重。

内分泌疾病、代谢疾病或中枢神经系统疾病

库欣综合征，是由各种原因引起的肾上腺分泌过多糖皮质激素所产生的临床综合征。糖皮质激素过多可以引起体重增加，可导致四肢蛋白质和脂肪分解，脂肪重新分布后出现圆脸、颈背部和腹部脂肪堆积增多，呈典型的满月脸、水牛背症状。

多囊卵巢综合征是最常见的女性内分泌疾病之一，胰岛素抵抗、雄激素过多等因素导致 50% 以上的患者会有肥胖的症状，患者还多有月经失调、多毛、痤疮等症状。

还有甲状腺功能减退症、生长激素缺乏性侏儒症等。

睡眠障碍导致肥胖

睡眠不足可以引起生长激素、瘦素等激素分泌减少，从而降低基础代谢率，体内多余的热量就会变成脂肪，堆积在人体内，导致肥胖。

减肥是个慢活，不能只用体重来衡量

在这个被按了"加速键"的时代，人们常常把效率放在最重要的地位。而在减肥这件可以被量化的事情上，效率显得更加直白了。尤其是那些为追求苗条而减肥的女孩子们，也希望自己的减重速度能按一下"加速键"。因此，诸如"五天瘦十斤减肥法""一周魔鬼减肥法"等减肥方法层出不穷。

但是，这些减肥方法好用吗？或许短时间内这些方法确实可以让人减重很多，但是，疲劳、虚弱、脱发、精神萎靡等也随之而来。而且，这些效率高的减肥方法多数不能长时间使用，一旦减肥结束，不少人的体重可能在短时间内快速反弹。这些快速减重的方法，对身体健康的成年人都可能吃不消，更何况是正处在生长发育阶段的儿童。

减肥是个慢活，不能急于求成。

过快的减肥不仅不利于孩子的健康，反而会增加罹患各种疾病的风险，反弹的概率也大大增加。在快速减肥的时候，由于热量摄入不足，不仅代谢率会降低，蛋白质的分解也会增加用来维持机体正常生理活动。蛋白质是生长发育的重要物质，这样减肥对正在长身体的孩子影响很大。而且，短时间营养素摄入不足，不仅使脂肪的分解速度慢于蛋白质的分解速度，还更容易使糖转化为脂肪。当恢复正常饮食后，本不应该变成脂肪的糖也被储存了起来，这就是为什么有的孩子在减肥的道路上越减越胖。

通俗来讲，体重减得越快就越容易很快地胖回去。为了避免这种情况的发生，让减肥慢下来才是解决儿童肥胖的关键。

不能只用体重来衡量减肥效果，尤其是正在长身体的孩子。

对于孩子，保证生长发育所需的足够营养摄入是最重要的事情。在此基础上，由于不同的孩子长胖的原因有区别，所以，在孩子身上更加不能生搬硬套"减肥公式"。有的孩子经过合理的减肥之后，依然是胖胖的，虽然不苗条，但是却变得强壮健康了；而有的孩子减肥之后，体重达到了标准体重，但是不仅生长减慢而且变得体弱多病了。如此看来，我们还能把体重看作是儿童减肥的金标准吗？

除此之外，因为营养不良而引起肥胖的孩子，应该补充缺乏的营养素，保证营养均衡后再准备减肥。否则若是越缺越减、越减越缺，反而违背了减肥的初衷。

孩子的健康才是最重要的事情。减肥的目的是健康，而不是控制体重。和健康相比，稍微比其他孩子胖点又有什么关系呢？

孩子不是一天两天胖起来的，所以也不是短时间就可以瘦下去的。减肥是个慢活，急于求成只会适得其反。孩子胖不胖也不能单用体重来衡量，健康成长才是最重要的。

套用成人减肥法害处多

网上推荐的"快速减肥秘籍"层出不穷，其中不乏效果显著的减重方法，有的人短期内就可以减重几千克甚至几十千克,但是,这些减肥方法除了容易反弹,它们的副作用也十分显著。成年人短期内营养素摄入不足都可能出现疲劳、虚弱、脱发、精神萎靡、抵抗力下降等症状,更何况是正在长身体的孩子。如果把这些减肥方法盲目地用到孩子身上,不仅不能让胖孩子瘦下来,甚至会影响孩子的健康。

节食减肥危害大。

成年人不需要因生长发育而消耗能量,摄入的能量大部分用于维持日常代谢,因此,适度的节食减肥对长期健康影响不大。但是,对于正处在生长发育时期的儿童和青少年却不同。错过了正常的生长发育,可能会造成难以补救的后果。我们身边不乏青春期因为减肥而影响生长,成年后达不到理想身高的例子。当然,只是影响身高的话,问题还不算太严重,但是,如果儿童和青少年过度节食减肥,造成的后果远不止这么简单。

运动减肥要适量。

适度运动有益身心健康,但是,如果为了减肥,进行大量的运动,超过孩子的负荷能力,就会对孩子的身体造成损伤。儿童的肌力不强,对关节的固定力量很弱,容易脱臼,骨骼弹性大但硬度低,易发生青枝骨折,而且耐力和体温调节能力都较成人差,因此不太适合进行剧烈运动。并且,过强的运动还可能引起横纹肌溶解,危及生命。

当然,近年来,由于孩子们课业压力的繁重或者对电子产品的喜爱,他们的户外活动时间相较从前也有所减少,不少儿童缺乏运动。对于缺乏运动的小胖孩,适度运动就显得尤为重要了。选择适合儿童的运动方式,保证合适的运动时长和运动量,长期坚持运动是很有必要的。

减肥药碰不得。

减肥药一般有以下几种：一类是食欲抑制剂，一类是加速代谢减少吸收剂，还有帮助消耗脂肪与热量的制剂，以及泻药。但是，抑制食欲或抑制营养物质吸收必然也会影响微量元素的摄入和吸收，影响孩子的正常生长；而腹泻则容易引起水电解质失衡，严重者甚至危及生命，而且长时间服用泻药会影响正常排便，甚至可能在停药后发生便秘。除此之外，不少减肥药有心悸、腹胀、失眠、乏力等副作用。这些副作用虽然通常不会危及生命，但也影响孩子的正常生活和身心健康。

此外，减肥药市场鱼龙混杂，不乏对人体有害的药物流入市场，不仅鉴别困难，其危害也未知，成年人尚且不敢随意乱用减肥药，何况是孩子。

不到万不得已，对孩子使用药物或者手术来达到减重的目的都是不明智的。

以瘦为美不正确。

儿童减肥的主要目的还是健康，套用成年人的减肥方法已经是不正确的做法了，如果一味地为了追求瘦而减肥，更是错上加错。

因此，我们不仅不能生搬硬套成年人减肥的方法，还应该在各种减肥方法中权衡利弊，制订一套针对孩子的减肥方法。

想让孩子的体重降下来，要用适合孩子的方法，盲目地套用成人减肥方法无异于以油救火，让孩子合理减重才是关键。

控制饮食不等于饥饿模式

说起减肥，相信许多朋友们都有试过节食的方法。适量地控制饮食确实是减肥中必不可少的一个环节,但是很多人为了追求急速瘦身,通常会让自己长期处于饥饿状态,这样做真的会有效果吗?

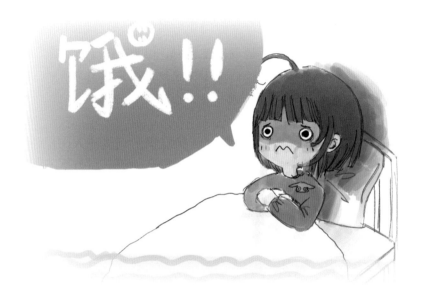

肥胖,是指一定程度的明显超重与脂肪层过厚。引起脂肪层过厚最重要的一个因素就是过度饮食,过多摄入的能量会因为无法消耗而转化为脂肪储存起来,因此许多减肥者会选择通过控制饮食甚至绝食的方式来减少自身的脂肪堆积。但大量实验研究表明,这样不仅不能达到减肥目标,相反还会对人体以及心理造成多重伤害。那么,这是为什么呢?

节食减肥更易增加暴饮暴食的概率。节食者常通过严格控制自身进食的过程来维持或减轻体重,这样做在减肥初期确实会很有效,因为饥饿感会迫使身体消耗自己所储存的脂肪并转化为能量供人体所需。但是长期这样苦行僧式的生活方式,会加剧节食者对食物的渴望程度。研究证明,节食者中很少有人能坚持住自己新的饮食习惯,长期的饥饿感反而增加了节食者对食物的注意力,因此这些计划通常会以节食失败并且暴饮暴食而告终。暴饮暴食不仅会使节食者的努力白费,更会伴有体重大幅度反弹的风险。

因为节食时期，人体代谢率处于较低水平，而突然的暴饮暴食使机体代谢率未能恢复正常，因此低代谢率和高摄入的不平衡会导致人体更易囤积脂肪。

节食减肥更易增加节食者的负面情绪。不可否认的是，在体重下降初期节食者确实会因为瘦身成功而短暂地增强了自信心，但长时间下来，饥饿减肥并不能达到一个很好的减肥效果。许多节食者会无可避免地走向暴饮暴食的道路，因此体重反弹成了节食者心态崩溃的最大原因。减肥失败所带来的挫败感、羞耻感、愤怒不满，以及长期对食物的渴望带来的无力感积压在节食者心里，更易诱发不良的情绪问题。

节食减肥更易导致节食者的身体功能受损。节食过程通常伴随着节食和暴饮暴食的行为交替出现，因为饥饿感所带来的负面情绪会让节食者通过暴饮暴食的方式来发泄。负面情绪的积压、对体重的过度关心，以及长期饥饿导致的营养补充不足，都会对节食者造成一些严重的饮食障碍，如贪食症、暴食症和神经性厌食症等。这样的饮食障碍最终会导致人体肠胃功能紊乱和机体其他功能受损，对身体健康带来巨大危害。

"人是铁，饭是钢"，节食减肥虽然确实能有效消耗人体内的脂肪，但是只有合理地控制饮食才能够让自己的身体健康达标。除此之外，减少高脂肪、高热量的零食摄入，保持一个平衡、科学的饮食习惯，并且搭配长期的身体锻炼才是正确的减肥之道。

一日三餐很重要，哪餐不吃都不行

俗话说："早吃饱，午吃好，晚吃少。"良好的饮食习惯是维持身体健康的重要因素。但通过多种数据调查发现，许多人在减肥过程中，仍然存在不吃早晚餐，或者用零食代替正餐的现象，如此不规律的饮食习惯只能是百害而无一利的。

"一日之计在于晨。"一天之中最重要的一餐就是早餐了。但或许由于家庭原因和自身习惯，我国对早餐的重视程度向来不够高。这就导致了在繁忙的学习或工作中，相当大的一部分人，会不食用早餐或食用质量较差的早餐。据调查显示，合理的早餐安排，将成为人体上午的能量来源。毕竟经过一夜睡眠，人体前一天晚上摄入的营养能量早已消耗殆尽，这时我们就应该在早餐时期及时摄入食物补充能量，使人体的血糖及血氧含量能恢复并处于一个稳定的水平。只有在这种情况下，人才会达到精力充沛、注意力集中、反应迅速等良好状态。而不食用早餐的人则容易出现血糖下降、脑供氧不足的现象，从而导致注意力不集中、体力下降、精神乏力等现象的产生，影响学习或工作效率。除此之外，早餐的少食或缺食会让人在午餐时因为饥饿而进食过多，饥一顿饱一顿的饮食习惯更容易让人发胖。

午餐食物的热量占比约为一天总量的 40%，且通常应以米饭和面制品为主食，以禽肉、蛋类或蔬菜为辅食。经过上午繁忙紧张的工作和学习，人的大脑和机体都需要大量的热量来供能，一方面是补充消耗，另一方面还要为下午的活动做好准备。合理的午餐搭配不仅能够补充能量，还可满足人体对于维生素和无机盐的需要。但同样地，午餐虽多以"硬菜"为主，但仍不可暴饮暴食，只要摄入量能够抵抗饥饿即可。

晚餐通常是在一天繁忙之后，接近休息时刻进食的。人们普遍在晚餐之后减少了活动量，所以晚餐的大量进食更易囤积脂肪，因此很多减肥者会选择不吃晚餐或者用水果代替来完成瘦身目标，但是这样其实仅针对体重基数很大的减肥者有效果，因为这样确实限制了他们的能量摄入，但对于体重基数小的减肥人群，晚餐同早午餐一样重要。晚餐也是为人体提供能量的，不吃晚餐但是胃酸会照常分泌，空腹状态下，没有食物进行分解，因此极易损伤胃黏膜，长期下去对胃将会造成极大损伤，容易产生胃痛、胃溃疡等。

不吃晚餐还会诱发低血糖，对儿童而言，身体功能不足，人的抵抗力也会随之下降，因而容易生病。相比于不吃晚餐的做法，想要减肥的体重基数小的人可以选择少脂多菜的进食方式，只要减少不必要的高热量食物的摄入，避免夜间的低代谢所引起的脂肪堆积，就不会有体重的增加。

一日三餐对我们的身体健康都很重要，哪顿不吃都不行。减肥是一件任重而道远的事情，不能只想着通过极端的不吃食物的方法来完成，只有合理的膳食搭配才是事半功倍的好方法。

用水果当正餐要不得

众所周知，水果中含有丰富的维生素和膳食纤维等营养物质，于是减肥者拿水果代替正餐已成了一种见怪不怪的减肥现象，但殊不知用水果当正餐其实正是减肥中最常见的误区之一。

首先，水果虽然富含糖类、维生素、矿物质和膳食纤维等营养物质，但是缺乏脂肪、蛋白质和一些脂溶性维生素。单靠水果来解决一餐，是远远达不到营养膳食标准的。人体共需要近 50 种营养物质才能维持生存，其中碳水化合物（糖类）、油脂、蛋白质、维生素、水和无机盐（矿物质）是人体所需的六大营养素。特别是成年人每天需要 65 克以上的脂肪，以维持组织器官的更新和修复。水果含水分 85% 以上，蛋白质含量却不足 1%，几乎不含人体的必需脂肪酸，且大部分的水果含有较少的铁、钙元素，长期用水果当正餐远远不能满足人体的营养需要，还容易导致各种疾病。常见的疾病有消化道疾病，比如胃溃疡、胃炎等。还有血糖降低所引起的头晕、乏力和注意力不集中等症状，严重者会患贫血。蛋白质严重不足，会引起人体内代谢紊乱。而且长期只吃水果还会导致消化不良，进而造成身体虚弱。因此，水果只可以做正餐的补充，好吃但是不能多吃。

其次，大部分减肥人士认为水果中富含维生素 C 和膳食纤维等营养物质，而且几乎不含脂肪和蛋白质。所以用水果当正餐代替主食，不仅减肥而且养颜，这样就可以无节制食用，简直一举两得。然而，水果的热量并非都是很低的，糖类是它们主要的热量来源。大部分的水果含糖量都在 10% 以内，香蕉、柿子、红枣等水果含糖量较高，一般高于 15%。有的人因为水果味道甜美便多吃，或专吃水分多、糖分多的水果，殊不知吃太多的水果，水果中的糖会转化为脂肪而堆积在体内，这样不瘦反胖，得不偿失。

所以要通过摄取各种食物所提供的不同营养素，才能达到营养均衡的目标。减肥人士只有通过科学的饮食再辅以运动，才可能科学地减轻体重。首先，将每天的膳食规律化、食物品种多样化。具体应包括谷（麦）类淀粉食物，豆类及豆制品，肉鱼蛋奶类，蔬菜、水果类，油脂类食品。其次，膳食中各种食物搭配要科学、适当，其营养素要齐全，比例要科学、合理。通常膳食中碳水化合物占 60% ~ 70%，脂肪占 20% ~ 25%，蛋白质占 10% ~ 15%。最后，主食（谷类淀粉）副食搭配合理，比例恰当，食谱多样化，食物加工烹调也要科学合理。

总而言之，用水果当正餐要不得，这样是不科学的，这种快速减肥法固然很吸引人，也可能会出现短暂的效果，但这种效果并不持久，体重容易反弹，对身体还会造成很大伤害。

减肥不能喝水吗

有一种说法叫做想减肥千万不能喝水，水喝多的话燃烧的只是水而不是脂肪，这样就会拖延减肥的速度。更有甚者琢磨出所谓的"饭水分离"减肥法，强调想减肥白天就不能喝水。

其实，这些观点都是错误的，之所以会产生这样的想法，其实都是减肥急切的心理在作祟。身体里最好减掉的部分确实是水分。事实证明，在减肥的最初阶段效果最明显，不吃不喝几顿就掉秤。其实此时减轻的体重，并不是脂肪，而是丢失的水分，我们称之为"水膘"。

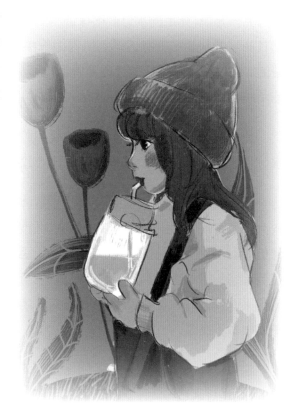

这种情况下，喝点水体重确实会反弹，因而有些人就萌发了减肥期间不能喝水，喝水就胖回来的观点。更有很多人也在懵懂间体验过，也就信以为真了，盲目跟风。

殊不知，这种情况只是短暂的，并不具有可持续性。非但如此，如果减肥期间身体缺水，反而会影响减肥"大业"，更有甚者损害健康。论起原因，其实也并不复杂。

一方面，充足的水分摄入能够保证体内新陈代谢速度。反之如果缺乏水分，新陈代谢速度就会下降，能量就会沉积下来变成脂肪。同时，饮水还有助于降低胆固醇水平，而胆固醇水平过高，新陈代谢自然会减缓，减肥就变得更加困难。

另一方面,充足的水分能够保证脂肪的消耗。体内脂肪分解后,脂肪酸和甘油需要从脂肪细胞运送到肌肉组织中燃烧,这个过程需要血液循环的帮助。体内缺水会导致循环血量降低,运输的能力自然也就下降,没被运走的脂肪酸和甘油又会重新合成脂肪。

此外,水还能抑制食欲。喝水会让口腔和胃部感受到有东西经过,所以水分会撑起胃部的空间,减少饥饿感,增加饱腹感,降低食欲。

不仅如此,如果减肥期间不喝水导致体内水分不足,还会对健康产生比较大的危害。最常见的就是缺水后,肌纤维的弹性下降,运动能力也会随之降低,运动后更容易抽筋。而当身体水分丢失达到 1% ～ 2% 时,就会出现疲劳、口渴,如果达到 3% ～ 5% 时,就会出现头晕,甚至昏迷的情况。所以,无论采取什么方式减肥,喝水都是维持体内液体平衡的最主要手段,不喝水减肥根本不靠谱。

说到这里,不得不提一下,网络上还流行着另一种与水有关的减肥方法,那就是想通过多喝水达到减肥的目的,这也是非常不靠谱的。想靠着不停喝水把胃撑满,忘记饥饿感,只能是自欺欺人,喝水只能起到辅助作用,不吃饭只喝水最后只能两眼冒金星,人熬不住几天就崩溃了。而且不吃食物,还会造成体内电解质来源被中断,最后造成低渗性水中毒,很可能会危及生命。

不喝水、多喝水都不对,那究竟儿童减肥期间每天喝多少水才合适呢?

一般来说,儿童每天饮水量应控制在 1200 ～ 1500 毫升,不能少于 800 毫升,如果运动量大也可以上浮 20%。饮水时机也非常重要,一般以清晨和睡前,以及两餐间歇喝水最佳。运动前和运动后半小时以内都不要马上喝水,否则会损伤脾胃。

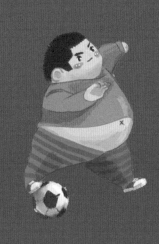

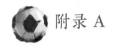 附录 A

学龄儿童青少年营养状况评价表

测定儿童青少年的身高和体重,计算体质指数(BMI)评价营养状况。BMI=体重(千克)/身高的平方(米²)。

一、生长迟滞

生长迟滞是指儿童身高低于年龄别身高界值点(表 A-1),该指标反映儿童过去较长期或者慢性营养不良状况。例如,男生李明,12 岁 9 个月,身高是 132.3 厘米,对照 12.5 岁这个年龄组的男生,≤ 134.9 厘米就属于生长迟缓,所以李明属于生长迟缓,应定期追踪观察其身高生长状况。

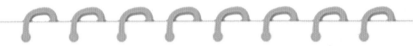

表 A-1 中国 6 ~ 19 岁男女学龄儿童青少年年龄别身高筛查生长迟缓界值点

单位:厘米

年龄 / 岁	男生	女生
6.00 ~	106.3	105.7
6.50 ~	109.5	108.0
7.00 ~	111.3	110.1
7.50 ~	112.8	111.8
8.00 ~	115.4	114.5
8.50 ~	117.6	116.8

续表

年龄 / 岁	男生	女生
9.00 ~	120.6	119.5
9.50 ~	123.0	121.7
10.00 ~	125.2	123.9
10.50 ~	127.0	125.7
11.00 ~	129.1	128.6
11.50 ~	130.8	131.0
12.00 ~	133.1	133.6
12.50 ~	134.9	135.7
13.00 ~	136.9	138.8
13.50 ~	138.6	141.4
14.00 ~	141.9	142.9
14.50 ~	144.7	144.1
15.00 ~	149.6	145.4
15.50 ~	153.6	146.5
16.00 ~	155.1	146.8
16.50 ~	156.4	147.0
17.00 ~	156.8	147.3
17.50 ~	157.1	147.5
18.00 ~	157.4	147.7
18.50 ~	157.7	147.9
19.00 ~	158.1	148.2
19.50 ~	158.4	148.4

二、消瘦

消瘦是指儿童 BMI 值低于或等于年龄别 BMI 界值点(表 A-2),该指标反映儿童近期或急性营养不良状况,根据严重程度分为轻度和中重度消瘦。例如,女生佳佳,11 岁 8 个月,身高 1.51 米,体重 31 千克,她的体重指数 = $31 \div 1.51 \div 1.51 \approx 13.6$ 千克 / 米 ^{2}。对照 11.5 岁 ~ 年龄组的女生,佳佳的体质指数小于 13.9 千克 / 米 ^{2},属于中重度消瘦,应定期追踪观察其体重、身高生长状况。

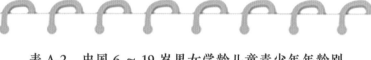

表 A-2　中国 6 ～ 19 岁男女学龄儿童青少年年龄别
BMI 筛查消瘦界值点

单位:千克 / 米 ^{2}

年龄 / 岁	男生		女生	
	中重度消瘦	轻度消瘦	中重度消瘦	轻度消瘦
6.00 ～	13.2	13.4	12.8	13.1
6.50 ～	13.4	13.8	12.9	13.3
7.00 ～	13.5	13.9	13.0	13.4
7.50 ～	13.5	13.9	13.0	13.5
8.00 ～	13.6	14.0	13.1	13.6
8.50 ～	13.6	14.0	13.1	13.7
9.00 ～	13.7	14.1	13.2	13.8
9.50 ～	13.8	14.2	13.2	13.9
10.00 ～	13.9	14.4	13.3	14.0

续表

年龄 / 岁	男生		女生	
	中重度消瘦	轻度消瘦	中重度消瘦	轻度消瘦
10.50 ～	14.0	14.6	13.4	14.1
11.00 ～	14.2	14.9	13.7	14.3
11.50 ～	14.3	15.1	13.9	14.5
12.00 ～	14.4	15.4	14.1	14.7
12.50 ～	14.5	15.6	14.3	14.9
13.00 ～	14.8	15.9	14.6	15.3
13.50 ～	15.0	16.1	14.9	15.6
14.00 ～	15.3	16.4	15.3	16.0
14.50 ～	15.5	16.7	15.7	16.3
15.00 ～	15.8	16.9	16.0	16.6
15.50 ～	16.0	17.0	16.2	16.8
16.00 ～	16.2	17.3	16.4	17.0
16.50 ～	16.4	17.5	16.5	17.1
17.00 ～	16.6	17.7	16.6	17.2
17.50 ～	16.8	17.9	16.7	17.3
18.00 ～	17.0	18.1	16.8	17.5
18.50 ～	17.1	18.2	16.9	17.7
19.00 ～	17.3	18.4	17.0	17.9
19.50 ～	17.5	18.6	17.1	18.1

三、超重肥胖

采用 2003 年中国肥胖问题工作组推荐的分年龄性别的 BMI 超重肥胖判定标准（表 A-3），大于或等于分性别、年龄标准为超重或肥胖。例如，男生李楠，14 岁 1 个月，身高是 1.55 米，体重是 59 千克，那么他的体质指数 = $59 \div 1.55 \div 1.55 \approx 24.6$ 千克 / 米^2。对照 14 岁 ~ 年龄组的男生，李楠的体质指数大于 22.6 千克 / 米^2，小于 26.4 千克 / 米^2，属于超重，应定期追踪观察其体重、身高生长状况。

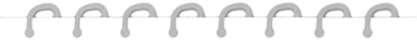

表 A-3　中国 7 ~ 19 岁男女生年龄别 BMI 筛查超重肥胖界值点

单位：千克 / 米^2

年龄 / 岁	男生		女生	
	超重	肥胖	超重	肥胖
7 ~	17.4	19.2	17.2	18.9
8 ~	18.1	20.3	18.1	19.9
9 ~	18.9	21.4	19.0	21.0
10 ~	19.6	22.5	20.0	22.1
11 ~	20.3	23.6	21.1	23.3
12 ~	21.0	24.7	21.9	24.5
13 ~	21.9	25.7	22.6	25.6
14 ~	22.6	26.4	23.0	26.3
15 ~	23.1	26.9	23.4	26.9
16 ~	23.5	27.4	23.8	27.4
17 ~	23.8	27.8	23.8	27.7
18 ~	24.0	28.0	24.0	28.0

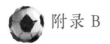 附录 B

中国儿童青少年零食指南（2018）

2~5 岁儿童零食指南

1. 吃好正餐, 适量加餐, 少量零食。

2. 零食优选水果、奶类和坚果。

3. 少吃高盐、高糖、高脂肪零食。

4. 不喝或少喝含糖饮料。

5. 零食应新鲜、多样、易消化、营养卫生。

6. 安静进食, 谨防呛堵。

7. 保持口腔清洁, 睡前不吃零食。

6~12 岁儿童零食指南

1. 正餐为主, 早餐合理, 零食少量。

2. 课间适量加餐, 优选水果、奶类和坚果。

3. 少吃高盐、高糖、高脂肪零食。

4. 不喝或少喝含糖饮料, 不喝含酒精、含咖啡因饮料。

5. 零食新鲜、营养卫生。

6. 保持口腔清洁, 睡前不吃零食。

13~17 岁儿童零食指南

1. 吃好三餐, 避免零食替代。

2. 学习营养知识, 合理选择零食, 优选奶类、水果和坚果。

3. 少吃高盐、高糖、高脂肪及烟熏、油炸零食。

4. 不喝或少喝含糖饮料, 不饮酒。

5. 零食新鲜、营养卫生。

6. 保持口腔清洁, 睡前不吃零食。

来源: 内容引自《中国儿童零食指南 2018》。

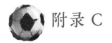

附录 C

推荐运动类型、时间与能量消耗

一、小学儿童运动项目参考（6~12 岁）

1. 跳绳　60~80 个 / 分钟,1 分钟 / 组,4 组,组间间歇 30 秒。

2. 仰卧起坐　40 个 / 分钟,1 分钟 / 组,做 4 组,组间间歇 1~2 分钟。要求两膝盖伸直,上身落下时两肩着垫,坐起时两肘触碰自己双腿。

3. 俯卧撑　10 个 / 组,做 2 组。要求原状时双臂垂直于地面,当身体降低到基本靠近地板时,持续 1 秒,然后恢复原状的动作。

4. 原地高抬腿跑　2 分钟 / 组,2 组,组间间歇 1~2 分钟。要求抬腿同时用力收腹,腿要抬高,使大腿与腹部夹角尽可能接近 90°。

5. 慢跑　慢跑 10 分钟。

前后各 5 分钟左右的腰背拉伸或韵律操作为准备和整理活动。

估计能量消耗值:以体重 30~50 千克为例,运动 20~30 分钟,可消耗 79~131 千卡。

二、初中青少年运动项目参考（13~17 岁）

1. 跳绳　100~120 个 / 分钟,1 分钟 / 组,4 组,组间间歇 30 秒。

2. 仰卧起坐　50 个 / 分钟,1 分钟 / 组,做 4 组,组间间歇 1~2 分钟。要求两膝盖伸直,上身落下时两肩着垫,坐起时两肘触碰自己双腿。

3. 俯卧撑　20 个 / 组,做 2 组。要求原状时双臂垂直于地面,当身体降低到基本靠近地板时,持续 1 秒,然后恢复原状的动作。

4. 原地高抬腿跑　4 分钟 / 组,2 组,组间间歇 1~2 分钟。要求抬腿同时要用力收腹,腿要抬高,使大腿与腹部夹角尽可能接近 90°。

5. 慢跑　慢跑 15 分钟。

前后各 5 分钟左右的腰背拉伸或韵律操作为准备和整理活动。

估计能量消耗值:以体重 50~70 千克为例,运动 20~30 分钟,可消耗 131~184 千卡。

三、其他运动形式能量消耗

1. 游泳(10~20 米 / 分钟,300~800 米 / 天)、登山、郊游、骑自行车(以体重 50kg 为例,10 千米 / 小时,30 分钟,可消耗 120 千卡)、踢足球、羽毛球(以体重 50 千克为例,30 分钟,可消耗 300 千卡)等。

2. 早上:韵律操 10 分钟;中午或下午:骑自行车(20 千米 / 小时)+ 慢跑(9 千米 / 小时)30 分钟;晚上:快步走 30 分钟。

以小学生为例,体重 30~50 千克,估计能量消耗值为 234~389 千卡;以初中生为例,体重 50~70 千克,估计能量消耗值为 389~545 千卡。

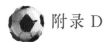 附录 D

我的减肥日志

减肥人：　　　　　　　起止时间：　年　月　日　至　　年　月　日

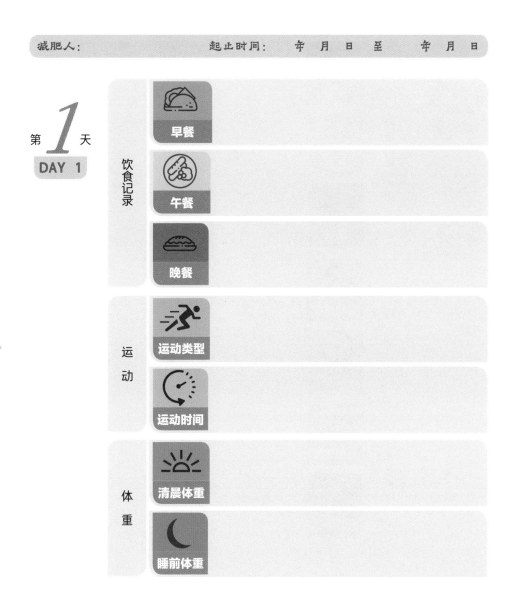

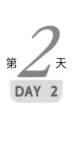

第2天

DAY 2

饮食记录

早餐

午餐

晚餐

运动

运动类型

运动时间

体重

清晨体重

睡前体重

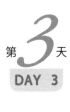

第3天

DAY 3

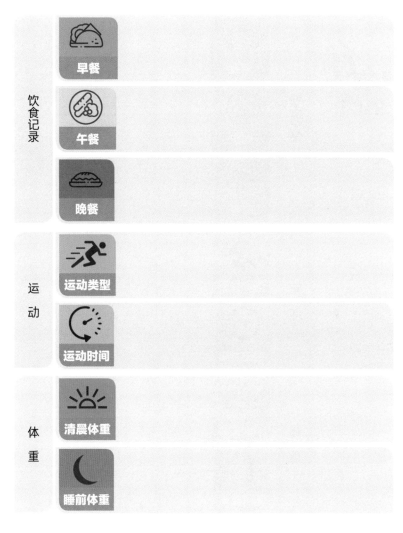

饮食记录

早餐

午餐

晚餐

运动

运动类型

运动时间

体重

清晨体重

睡前体重

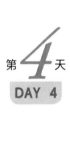

第 **4** 天

DAY 4

饮食记录

运动

体重

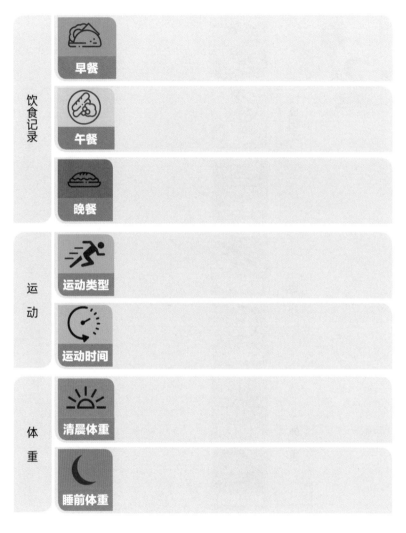

早餐

午餐

晚餐

运动类型

运动时间

清晨体重

睡前体重

第 **5** 天

DAY 5

饮食记录

早餐

午餐

晚餐

运动

运动类型

运动时间

体重

清晨体重

睡前体重

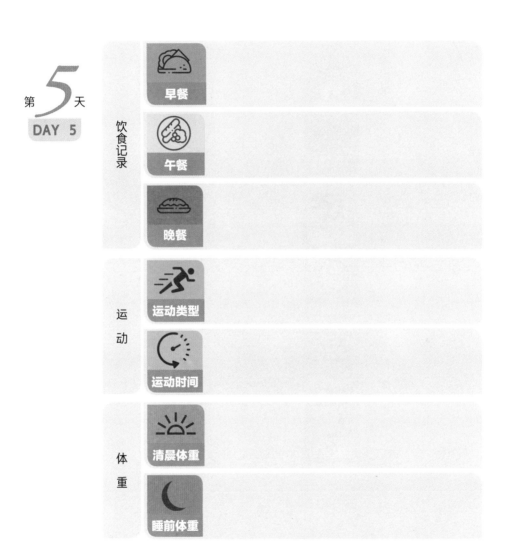

第**6**天

DAY 6

饮食记录

运动

体重

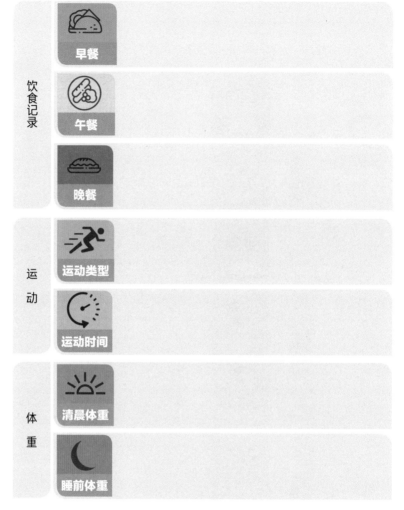

早餐

午餐

晚餐

运动类型

运动时间

清晨体重

睡前体重

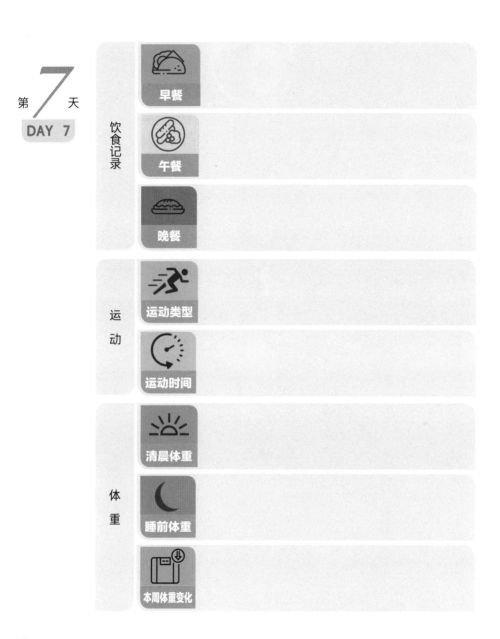

注:

本周体重下降值为七天内体重变化量,为七日末体重减去第一日体重。若为负值则提示体重呈现下降趋势,若为正值代表体重有所增长。

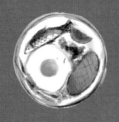

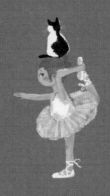

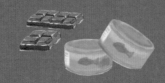